「最新医学エビデンス」と
「最高の入浴法」がいっきにわかる！

究極の「サウナフルネス」世界最高の教科書

HYVÄÄ OLOA SAUNOMALLA
SAUNAFULNESS

カリタ・ハルユ 著
（「サウナ・フロム・フィンランド協会」代表）
こばやし あやな 訳
（サウナ文化研究家、フィンランド在住コーディネーター）
ヤリ・ラウッカネン 医学監修
（サウナ研究の世界的権威、医学博士、東フィンランド大学教授）

東洋経済新報社

まずはここが知りたい！

日本の常識はサウナの本場の非常識!?
日本のサウナファンから寄せられた「12の疑問と答え」

ますます高まるサウナの人気は、とどまるところを知りません。

とくに近年、日本はもちろん世界的にも、サウナ業界全体がかつてないほど盛り上がっているのは明らかです。

１日に何十回もメールを送り、常にスマートフォンのＳＮＳをチェックしている私たちの生活は、**デジタルに汚染されている**と言っても過言ではないでしょう。

そんな**いまこそ、サウナが必要とされている**と感じます。

サウナは年齢、性別関係なく誰でも楽しめて、あらゆる人の心身によい影響を与えてくれる「オールラウンダー」です。

それはなぜか――。

本書では、その謎を解明するだけでなく、サウナの魅力や楽しみ方、そしてメリットを存分に紹介したいと思います。

まずは、日本のみなさんからよく質問を受ける、サウナに関する疑問をピックアップしてみました。

Q1 そもそも、サウナは本当に健康によいのですか？科学的な根拠はありますか？

A

頻繁なサウナ浴が血圧の低下につながり、心血管疾患のリスクを劇的に下げることをフィンランド人研究者が明らかにしたほか、近年は脳や皮膚、睡眠への好影響についての研究も着実に進んでいます。

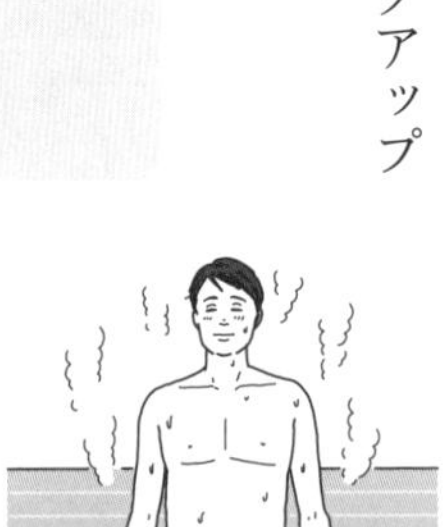

サウナ浴が身体の健康状態に及ぼす一般的な効果と、疾患に及ぼすマイナス面については、**50年以上にわたり、おもにフィンランドとドイツにおいて（近年は日本でも）医学的アプローチに基づく研究**がなされてきました。

とくに、近年の専門研究が明らかにした「サウナ浴の驚くべき健康効果」の代表例としては、**心臓病や認知症のリスクの大幅な低減**があげられます。

何十年にも及ぶフィンランド人の生活実態の追跡調査からは、サウナに入る頻度が週4〜7回のグループと1回以下のグループとを比較すると、心血管や脳で起こる疾患による死亡リスクに、60％以上も差があることが判明しました。

最近では、**サウナ浴が皮膚や睡眠の質を向上させる**理由の究明も進んでいます。

さらに、サウナ浴による身体の温度調節の過程で、**幸福ホルモンとして知られるセロトニンが活性化される**こともわかっています。

サウナ浴の健康効果についての医学研究の先駆者である、東フィンランド大学のヤリ・ラウッカネン教授は、「サウナ浴は、虚血性心疾患や重度の高血圧症を患っていない人びとにとって、**中低度の運動習慣にも匹敵する有効な健康習慣である**」と明言しています。

ただし、現段階ではまだ、あらゆる疾患との綿密な因果関係や、温度条件の違いによる効能の変化が明らかになっているわけではありません。

ともあれサウナ浴は「正しい入り方」をすれば、決して危険なものではなく、むしろ数多くの健康効果をもたらしてくれるのは確かです。

常に**自分の体調や健康状態と相談し、危険予測もしながら楽しみましょう**。

ここが
POINT!

★定期的なサウナ浴がもたらす健康効果については、まだ解明不十分なことも多いが、医学研究で着実に裏付けがなされている。
★週4~7回のサウナ浴習慣は、1回以下の人に比べて心血管疾患や認知症などのリスクを60%以上も低下させる。
⬅詳しくは第2章へ!

Q2 サウナに、ダイエット効果や美容効果はあるのでしょうか？

A

発汗は体重の減量に直結しませんが、サウナ浴や冷浴（水風呂など）の習慣には、**身体の基礎代謝を上げるポテンシャルが多少は見込めます。**また、サウナでの蒸気やサウナに入ることによる発汗作用は、**皮膚からも内面からも、美容効果を促進してくれます。**

1回のサウナ浴によって直接的に減量することはありません。

ですが、サウナ浴や冷浴を継続して習慣にしている人は、体質改善レベルとはいかなくとも、**少しずつ基礎代謝が向上する可能性はあります。**

代謝をよくする鍵は、一にも二にも食事と運動習慣の見直しです。

けれどそれ以外にも、**血行がよいこと、良質な睡眠をとること、ストレスを溜めないことなども、代謝アップに作用する**と一般的に考えられています。

こうした要素は、サウナ浴のもたらす効能やリラックス効果によって、改善が期待できるのではないでしょうか。

人によっては、**ストレスによるドカ食いを抑えることもできる**でしょう。

また、冷浴を行なうと、冷刺激によって体内の褐色脂肪細胞が活発になり、脂肪分を燃焼して活動エネルギーへと変換しやすくなるのは事実です。

これだけ聞けば、ダイエット効果があるようにも思われますが、実際のところ、冷刺激に耐えることによるエネルギー消費量は、適度に負荷のある運動をたった数分間するときと変わらないそうです。

皮膚に対しては、定期的なサウナ浴によって**発汗機能が高まることで、外側の保護膜を通常より強化し、表層の保湿力を高める効果**が、昨今の研究で認められています。

サウナ浴中には、皮膚全体で多くの水分蒸発が起こります。一方で、汗に含まれる乳酸などの保湿力のより高い成分が皮膚の表面にとどまり、これによって皮膚がより潤うと考えられるのです。

また、そもそも美容は**心身が健康であること、つまり「内面」に端を発する**ことを忘れてはいけません。

ダイエットや美容効果にこだわる前に、まずは**サウナ浴を通じて自身の身体と向き合い、健康意識を高める**ことから始めてみるのもよいのではないでしょうか。

ここが POINT!

★サウナ浴で多少はダイエット効果も見込めるが、運動によるエネルギー燃焼のほうが効率的。

★サウナ浴習慣で発汗機能を鍛えていると、美肌効果が期待できる。

⬅詳しくは第2章へ!

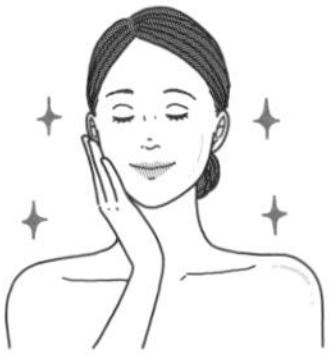

Q3 週に何回サウナに入るのがベストですか？ また、1セッションにつき何分くらい入るのがいいですか？

A 理想の回数に決まりや上限はありません。同様に、サウナ浴の時間も体調に問題のない範囲で、時計を気にせず自分がいたいだけとどまっていればいいのです。

先ほど述べたとおり、継続的に週4～7回サウナに入っている人のほうが、週1回以下の人に比べて心血管疾患などのリスクが大幅に下がる、という統計が出ています。

このことからも、健康を意識する人にとっては**週4～7回がひとつの目安**とも言えますし、そもそも**健康体の人であれば、とくに入浴回数の上限はありません。**

基本的にはその日の気分や体調と相談して、入りたいだけ入ればＯＫです。

「1回あたりどれくらいの時間サウナに入るべきか」については、医学的に明らかにはなっておらず、むしろそのときの体調を重視すべきです。

そもそも**フィンランド・サウナには、12分計や砂時計のような、経過時間の指標を知らせてくれる時計がありません。**

つまり、「その人が、その日いたいだけサウナにいれば、それでいい」というのがフィンランド人の考えです。

クールダウン前に20分間サウナ室にいる日もあれば、5分で十分という日もある、そういうものです。

最も大切なのは、**自分の身体の声に耳を傾け、それに従う**ということです。

「あと何分我慢しよう」と挑戦している人をときどき見かけますが、サウナとは、目標を達成するための場所ではないことを理解するべきです。

もうひとつ、1日の入浴回数や時間が増えるほど、あなたの身体からは水分が奪われていくことを忘れてはいけません。

より長くサウナに入るのであれば、その分しっかり**水分補給**しましょう！

ここが
POINT!

★サウナの入浴回数は、週4〜7回が健康効果を得るためのひとつの目安だが、上限はとくにない。

★1回の入浴時間は、時計の代わりに「自分の身体の声」に耳を澄ませながら、「出たくなったら出る」というスタンスを貫くべき。

⬅詳しくは第1章へ！

Q 4

水風呂が苦手です。やっぱりサウナでは冷水に入ったほうがいいのでしょうか？その場合、何度で何分くらい入るのが理想ですか？

A

フィンランド人は、水風呂に入らない人も多いです。

あなたが「大丈夫」と感じる時間や温度で楽しむうちに、徐々に慣れて心地よさがわかってくるものです。

フィンランドでも、クールダウン目的の冷浴は、しばしばサウナ浴とセットで行なわれます。

ただし、フィンランドのサウナ室のそばには、**日本のサウナ施設にあるような人工的な「水風呂」はまずありません**。

代わりにフィンランド人が好む冷浴は、自宅サウナならシャワーで真水を浴びること、コテージサウナや一部の公衆サウナなど、水辺にあるサウナなら湖や海に入水することです。

とくに冬は、凍った湖面に穴を開けて入水する**アイススイミング**（99ページ参照）や、積もった雪に身体をこすりつける方法もとります。

ともあれ、概してフィンランド人は水風呂よりも「外気浴」の時間を重視します。

これには、日本より低温低湿な気候環境も関係しているでしょう。

少なくとも、サウナ室を出てから絶対に水風呂に入らなければならない、という考え方は、フィンランドにはありません。

サウナ同様、**冷浴もまずは「身体の声」に耳を傾けることが大切**です。

あえて**冷水に浸かる時間の標準目安を示すとしたら、約15秒〜3分**です。初心者ならまず冷水に2〜3秒、身を沈めることから始めましょう。

誰でも繰り返すことによって身体が慣れ、徐々に長く楽しめるようになります。

冷水の温度にあえて**理想的な温度を示すなら、約5〜15度の間**と言えます。

当然ながら、真冬の天然のアイスホールは、0度に限りなく近くなりますが、それでも健康体な人であれば不可能ではありません。

ここがPOINT!

★サウナ後の水風呂はマストではなく、外気浴だけでも十分気持ちよく、サウナ浴の健康効果が得られる。

★約5〜15度の水温で約15秒〜3分を目安にしつつも、その人に合った温度や入水時間を見つけ、無理せず徐々に慣らしていくことが重要。

⬅詳しくは第2章へ！

Q5 フィンランドのサウナ室はあまり熱くないと聞きますが、ふつう何度くらいですか？ また、高温にしないのはなぜですか？

A **フィンランド・サウナ室内の平均温度は60～80度です。サウナ室が熱すぎると、サウナのいちばんの醍醐味であるロウリュ（löyly：蒸気）の対流熱を楽しむ余裕がなくなるからです。**

フィンランド人は、たとえば赤外線サウナのように、必ずしも「熱々に温められた空間＝サウナ」だとは考えません。

フィンランド・サウナの要《かなめ》とも言えるのが、ストーブの上の焼け石に水をかけて発生させる「ロウリュ」と呼ばれる蒸気です。

ロウリュによって対流熱が生まれ、体感温度やサウナ室内の湿度が上がると、呼吸がしやすくなり、より心地よくなります。

フィンランド・サウナでは、入浴者が「心地よい」と感じるだけ、積極的に水をかけてロウリュを楽しみます。

日本人は驚かれるかもしれませんが、**約30〜60秒に一度ロウリュをする人も、少なくありません。**

そういった場合、仮にサウナ室内の設定温度が高すぎると、ロウリュの熱刺激は肌に痛みを伴い、不快にすら感じられてしまいます。

ロウリュを本当に楽しむためには、サウナ室内が熱いかどうかよりも、**石が十分に熱されている**ことと、ラクに長くサウナ室にいつづけられるよう**新鮮な空気が十分に取り込まれている**ことが重視されます。

また、座ったときに足まで十分に温まるよう、天井が高すぎず、かつ**ベンチの下段がストーブの石よりも高い位置にくる空間設計**もマストになります。

ここが POINT!

★サウナ室が熱すぎると、ロウリュの心地よい熱刺激が楽しめなくなる。

★ロウリュを楽しむためには、石の温度やサウナ室の通気性、ベンチの配置にも気を配る必要がある。

⬅詳しくは第1章へ！

Q 6

できるだけ熱いサウナと冷たい水風呂に入るほうが、より大きな快感（「ととのう」感覚）が得られると考える日本人は多いです。激しい温度差での「温冷交代浴」は健康に支障がないのでしょうか？

A

温冷交代浴の健康への影響や、温度ごとの影響の違いは、現代の医学ではまだ検証不十分です。サウナ浴の熱刺激と冷浴の冷刺激それ自体は、極端な温度差を求めずとも身体にプラスの効果をもたらします。

近年はフィンランドでも、リフレッシュや疲労回復の目的で、サウナ浴の合間にアイススイミングを楽しむ人の数が増えています。

極端な温度差のある温浴と冷浴とを繰り返すことで、血管が膨張と収縮を繰り返して全身の血行がよくなり、老廃物の排出や筋肉の疲労回復が促されるのは確かです。

ただし医学的には、この究極の**「温冷交代浴」自体が身体によいのか、リスクのほうが大きいのか……という検証は、まだ十分になされていません。**

それから、温浴・冷浴ともに、何度くらいの温度帯で最も健康学的な効果があるか（熱いほど・冷たいほどいいのかどうか）といった検証も、これまで行なわれていません。

つまり、**極端な温度差で温冷交代浴を行なうのは健康的だ、と言い切れる根拠は、残念ながらない**のです。

少なくとも、平均温度が約60〜80度前後であるフィンランド・サウナの熱刺激が心血管系の疾患リスクを下げる事実は、先に述べたとおりです。

また、定期的な**冷浴で身体に冷刺激を与えると、体組成の防御システムや抵抗力を高め、免疫機能にもよい影響を及ぼしうる**ことが、多くの研究論文で指摘されています。

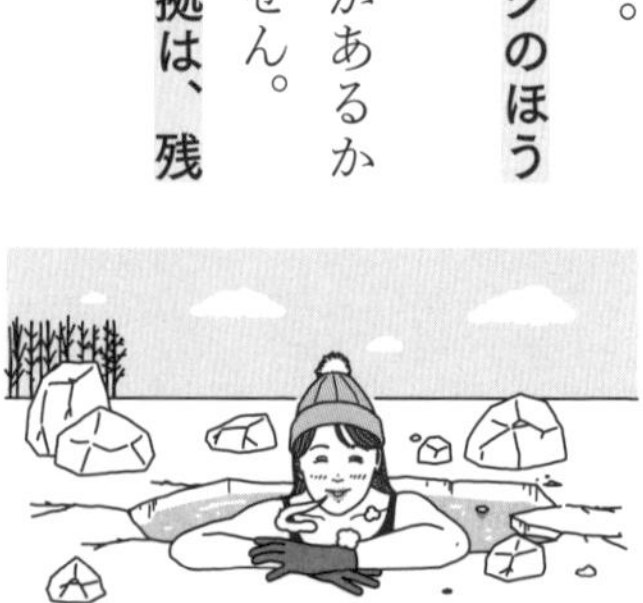

つまり温冷どちらの刺激も、健全な身体にさらによい影響を与えることは確かです。

そして何より、**どちらも「適度な刺激」である限り、私たちに十分な快感をもたらしてくれます**。

サウナ浴だけ、あるいは冷浴だけを単独で楽しむのは苦手でも、それらを一緒に行なうことでより快適になるなら、その人にとって温冷交代浴は効果的な方法だと言えるでしょう。

ただし、その温度差による**快感を必要以上に追求するあまり、我慢や限界への挑戦に走ってしまうと、当然リスクの可能性もつきまといます**。

繰り返しになりますが、温度計や時計などの外的指標にとらわれすぎて、自分の身体に無理を強いてはいけません。

常に、**その日その瞬間の「身体の声」を聴く能力**を養いましょう。

ここがPOINT!

★温冷交代浴の効能やデメリットについては、今後さらなる科学的な検証が必要。

★温浴も冷浴もそれ自体はよいことずくめ。ただ、我慢や限界チャレンジに走って逆効果にならないよう、自制心を保つべき。

⬅詳しくは第2章へ！

Q 7 温冷交代浴の最後は、熱いサウナと冷たい水風呂のどちらで締めるのがよいのでしょうか？季節によって違いはありますか？

A もし終わってから暖かい室内や屋外で過ごすなら、冷浴で終わることをおすすめします。

交代浴を冷浴で終えると、冷刺激で収縮した血管内を血液が活発に流れつづけるので、**多少冷たい外気でもしばらくの間は心地よく感じられ、よりリフレッシュできます。**

とくに、入浴後に引き続き暖かい室内や屋外で過ごすのであれば、最後にもう一度サウナで身体を温める必要はありません。
一方、入浴後にかなり寒い外に出るなら、風邪や不快な寒気を避けるため、最後にもう一度サウナで温まるか、ホットシャワーを浴びるのがよいでしょう。

このとき、焦って冷浴からサウナに直行し熱刺激を受けると、冷刺激で収縮していた血管が熱でいっきに拡張し、身体への負荷が増大します。

交代浴の際には、どちらで完結するにせよ、**合間に適度な外気浴と水分補給を挟み、血流をいったん落ち着かせてから次に進みましょう。**

ここが
POINT!

★外気が冷たすぎない季節であれば、冷浴で終わると心地よさが持続する。
★常にサウナ浴と冷浴の合間に小休憩を挟むことで、身体（血管）への負担を減らすことができる。

⬅詳しくは第1章、第2章へ！

Q8 フィンランドにも「ととのう」という概念や、サウナの心地よさを表すフレーズはあるのでしょうか？

A フィンランド人の誰もがサウナの心地よさはよく知っていますが、感じ方は人それぞれですし、それを言い表す共通の決まり文句は見当たりません。

昨今の日本では、サウナ浴が若者たちを中心に趣味としてトレンド化し、サウナの心地よさを表現するのに共通フレーズまであると聞いて、フィンランド人は逆にとても驚きました。

かつて**フィンランドの公共放送が、「TOTONOU」という日本語をニュースで紹介したく**らいです。

フィンランド人で、サウナ浴やサウナ後の心地よさを知らない人はいません。けれど当然、**好みの入浴法やその感じ方は人それぞれです。**

だから共通の表現は存在しませんし、そもそもこの心地よさを簡潔な言葉で表現しようとは、思いもしません。

強いて言えば、フィンランド人は誰かのサウナ体験の良し悪しを尋ねるとき、**「いいロウリュだった?」**と表現します。

また、ストーブから良質な蒸気が噴出して素肌をなめる間、「いいロウリュだね」と、**ロウリュのクオリティをほめます。**

人が本当にリラックスし、癒やされているときは、言葉がなくても何よりその表情が心地よさを雄弁に物語っているのではないでしょうか。

ここが POINT!

★フィンランド人はサウナの心地よさを身体で知っているので、表現フレーズを必要としない。

★日本の「ととのう」という言葉は、かつてフィンランドのメディアでも驚きをもって紹介されたことがある。

⬅詳しくは第1章へ！

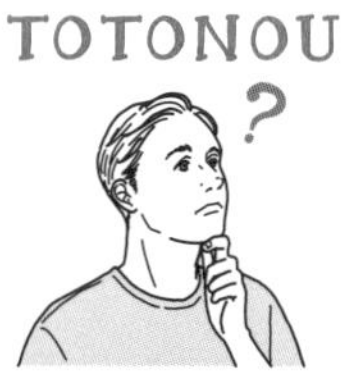

Q 9

1回のサウナ浴の間に、何リットルくらい水を飲むのがよいでしょうか。また、フィンランド人はサウナ浴の合間にビールを飲むと聞きますが、大丈夫なのでしょうか？

A

水約1リットル〜1・5リットルが目安です。アルコールについては、個人差もあり積極的な推奨はできませんが、度数の低いビールなどを嗜む程度に少量楽しむのはフィンランドでは許容範囲です。

サウナは心拍数を上げ、発汗作用でたくさんの水分を体外に排出します。

1回のサウナ浴で約５００ミリリットルの発汗があるため、汗で失った水分をしっかりと補給することが大切です。

まず**サウナ前に、グラス2杯分（約500ミリリットル）の水を飲んでおきましょう。**

そのあとは、**クールダウンのたびに、グラス1〜2杯の水を補給**します。

サウナ浴後も同様に、グラス1〜2杯の水を飲むようにしましょう。

体内の水分が不足した状態でサウナに入りつづけると、頭痛や目眩《めまい》を引き起こすこともあります。

フレッシュな水を継続的に飲むことで、サウナの熱によって身体に生じた軽いストレスから回復できるのです。

飲酒に関しては、たしかに**フィンランド・サウナの伝統文化においては、サウナ浴中に軽くアルコールを嗜む人も少なくありません。**

医学的に、サウナ浴中の飲酒は決して積極的に推奨はできませんが、実際は度数の低いものを適度に楽しむくらいであれば、重大な問題を引き起こすことは滅多にありません。

ですが、それは**フィンランド人が日々のサウナ体験を通して自身の身体と向き合う訓練ができていて、節度をわきまえられる**ことが前提になっているのです。

少なくとも、飲酒は利尿作用によって体内の水分排出を促すので、**併せて水も飲むことが必須**です。

そもそも日本では、入浴中の飲酒を強く禁止する施設がほとんどではないでしょうか。

そうであれば、**お酒はサウナ後に食事と楽しむようにしましょう**。

もし、ただの水を飲むのが味気ないと感じるのであれば、**「フレーバーウォーター」「ベリージュース」「ハーブティー」などのソフトドリンク**もおすすめです。

ここが POINT!

★発汗作用で体外に出る水分を補うためには、1回のサウナ浴とその前後で約1リットル〜1・5リットルは水を飲むべき。

★フィンランドでは低度数・少量のアルコールを飲み水と一緒に嗜むが、自分の体調に合わせて節度をわきまえることが前提。お酒はサウナ後の楽しみにとっておくのがベター。

⬅**詳しくは第3章へ！**

Q 10 就寝前にサウナに入るのは、問題ありませんか？

A はい、就寝2～3時間前までのサウナ浴がいちばんおすすめです。

「サウナ浴のあとはよく眠れる」と証言する人は多いですが、科学的には、サウナ浴と睡眠の関係性はまだ十分には解明されていません。

ですが言うまでもなく、**サウナ浴は心身のリラックスを助長し、かつ身体に軽い運動後のような疲労感を与えてくれる行為**です。

このことから、とくに日頃から不眠や寝つきの悪さに悩んでいる人、あまり身体を動かす習慣がない人には、**サウナ浴がいつもより質の高い睡眠を得るための鍵になる**と考えられます。

ただし、入浴のタイミングは寝つく直前ではなく、**就寝の2～3時間前までに入るのがベスト**です。

人が眠気を感じて寝つきやすくなるのは、**身体の深部の温度が徐々に下がり、かつ指や足先が温かい状態にある**ときです。

入浴中やその直後は、体温の上昇とともに「ノルアドレナリン」が分泌され、交感神経が活発になっているので、身体が就眠しづらい状態にあります。

ところがその後、徐々に副交感神経が高まって深部体温が低下してくると、「セロトニン」の分泌が促され、眠気が増してぐっすり寝入りやすくなるのです。

このとき**指先まで冷やさないよう、靴下を履いて寝るのも効果的**です。

実際の入眠効果は人それぞれだとも言えますが、もしあなたが不眠に悩んでいるなら、その解消法のひとつとして、サウナ浴は害よりも利を多くもたらしてくれるはずです。

一度試してみてはいかがでしょうか。

ここがPOINT!

★サウナ浴は、リラックス効果と疲労感をもたらすので、入浴後の睡眠の質が向上すると考えられている。

★入浴は、就寝時間の2〜3時間前までに終わらせておくと寝つきやすい。

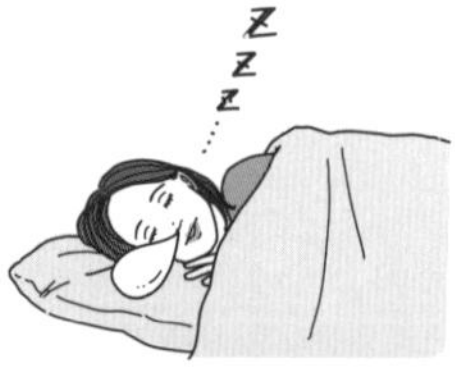

←詳しくは第2章へ!

Q 11

子どもと一緒にサウナを楽しみたいのですが、大丈夫でしょうか? 何か気をつけるべきことはありますか?

A

サウナは家族みんなで大いに楽しみましょう! ただし、小さなお子さんの熱耐性には注意が必要です。

日本のサウナ施設では、子どもの利用を禁止するところも多いと聞きます。ですが**本来、サウナに年齢制限はありません**。子どもでも、早ければ1歳になる前からサウナに入ることができます。

フィンランドでは、サウナは幼少期から慣れ親しむものであり、大人と一緒であれば安全という考え方をします。

ロウリュのかけ方や、どこが安全あるいは危険かという知識を、大人とのサウナ浴の体験を通して体得していきます。

ただし、**子どもは大人よりも熱への耐性が弱い**ということは覚えておきましょう。

子どもは下段のサウナベンチに座り、短い時間だけとどまるようにするのがいいでしょう。

サウナの中にベビーバスを置いて、水や温湯に浸かりながらサウナ室に慣れていく方法もあります。

また、まだ**熱を我慢する能力の低い小さな赤ん坊には、サウナは向きません**。

成長した子どもであっても、熱への耐性がまだ不十分なら、我慢させずすぐにサウナから出すようにしましょう。

大人と一緒に少しずつサウナ浴の方法を学びさえすれば、**サウナは家族の誰にとっても喜びを与えてくれるコミュニケーションの場となる**はずです。

ついでに言及しておくと、フィンランドでは生理中や妊娠中の女性でも、当然のようにサウナ浴は許されます。

筋肉が弛緩してリラックスするので、生理痛がサウナによって緩和されるという人もいます。

もちろん、他の入浴者たちのことを考慮し、タンポンや月経カップ、サウナベンチ用のシートを使用するなどして衛生面には気をつけましょう。

医者の目から見ても、妊婦さんがサウナに入ってはいけないという理由は何もありません。

妊娠中は、お母さんになるその人自身が、その日の体調と相談しながら「大丈夫」「心地よいな」と感じることを実践すべきであり、**しんどかったり「心地よくない」と感じたりするときは、すぐにやめればいいだけ**のことです。

ここが POINT!

★サウナは本来、家族みんなで楽しむもの。

★小さな子どもは熱への耐性が不十分なので、大人が注意を払いながら、ゆっくり慣れていくことが大切（生後間もない子どもはNG）。

← 詳しくは第5章へ！

Q 12 フィンランド国内に300万ものサウナがあるというのは本当ですか？

A おそらく本当です。フィンランドにあるサウナの数を数えるのは、日本にある風呂場の数を数えるのと同じです。

日本では、まだプライベートサウナの普及率は低く、「サウナ＝都市やキャンプ場などでお金を払って利用する営業施設」というイメージが強いでしょう。

フィンランドでは、サウナは文字どおり、あらゆる場所にあります。

自宅サウナからコテージサウナまで、あるいはホテルやジムのサウナから旅行者向けの素晴らしいサウナ体験スポットまで、実にさまざまなタイプや立地のサウナが存在するのです。

自宅にサウナをもたないフィンランド人は、アパートの共同サウナや、スイミングプールやスパ施設にあるサウナ、公衆サウナなどに足を運びます。

これらのあらゆるサウナの数を総計すれば、**その数が自家用車よりも多い**と推定されるのも、不思議なことではありません。

日本でも、銭湯や入浴施設の軒数が自家用車の台数を超えることはないでしょうが、浴槽の数ならどうでしょうか。それと同じことなのです。

この比較からも、**フィンランド人にとってのサウナは、日本人にとっての風呂と同じく、日々の生活習慣やアイデンティティの重要な一部**であるということが、おわかりいただけるでしょう。

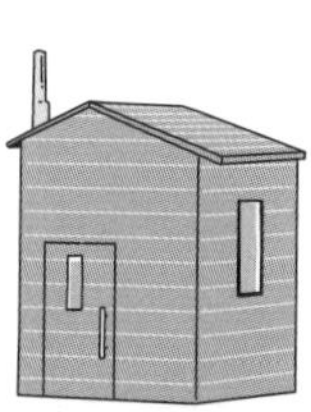

ここが POINT!

★フィンランドには３００万を超えるサウナがあり、その数は自家用車よりも多いと推定される。

★フィンランド人にとってのサウナ＝日本人にとっての風呂。

←詳しくは第5章へ！

はじめに

ようこそ！ 身体的・精神的・社会的に満たされ、幸せになる「サウナフルネス」へ

フィンランド人である私は、週に5回、時には毎日サウナに入ります。

幸せなことに私の家の庭には、薪ストーブ式と電気ストーブ式の2つのサウナが並んだ「サウナコテージ棟」があります。このサウナコテージこそが、いまの家に家族と移り住む決め手となりました。

薪サウナのほうは、よりじっくりとサウナ浴を楽しみたい週末に温めます。

時短ができて便利な電気サウナのほうは、たとえばジョギングに行く前にスイッチをつけておけば、走っている間にサウナが温まっています。

また、休暇中は入浴施設めぐりをしたり、さまざまなサウナやプールに入れる旅先を選んだりします。

サウナが〝ふさわしくない〟場所や時間なんて、思いつきません。

私は、疲れているときも、体調が悪いときも、友達とパーティーをするときも、恋に落ちたときも、母親になったときも、サウナベンチに座りつづけてきました。

サウナは、**どんな困難に見舞われたときも私をジャッジするのではなく、心の声に耳を傾け、慰めてくれるよき友人のような存在**です。

また、サウナのあとは**リラックスし、心から満ち足りた心地**に浸れます。

日本では、このようにサウナに入って心身ともに満たされた状態を**「ととのう」**と呼ぶそうですね。まさにそれに近い感覚かもしれません。

幼少期から、サウナは家族との日常であり、友人と過ごすひとときであり、伝統習慣でした。

ですが、私はとりわけここ数年、自分の人生において**「サウナ」がいかに特別な意味をもっているかを、ますます実感しています。**

私にとって、サウナ浴は**このうえなく重要な「ウェルビーイング活動」**だからです。

✔「ウェルビーイング」を醸成する場としてのサウナ

人は誰しも、健やかでありたいと望んでいます。

「リラックス」や「癒やし（心身の健康）」の追求は、今日の世界的メガトレンドのひとつです。

このトレンドは、**私たちの意識が、以前にも増して「仕事への意欲」だけでなく「自分自身、家族、趣味」に向いている**という昨今の傾向と連動しています。

誰もが「仕事や対人の場では、これまでのようにエネルギッシュでアクティブでありたい」と願いながらも、それによって自分自身に負荷をかけすぎることは、もはや望んでいません。

オーバーワークに走る生き方よりは、**ワーク・ライフ・バランスを持続させたい**と願う人がずっと増えたのです。

定期的にきちんと心身を回復させるためには、当然リラックスタイムにも十分な時間を割かなければなりません。

そのような時代の中で、**「ウェルビーイング」**という概念に対する関心が高まりつづけています。

アメリカのある団体が２０２１年に2万人以上のアメリカ人に対して行なった調査では、約78％の参加者が**「ウェルネスをこれまで以上に重要視している」**と回答しました。**過去には、人間関係や仕事など、もっとほかの項目が上位にランクインしていた**ので、これは興味深い結果です。

ウェルビーイング（well-being）とは、**「身体的にも、精神的にも、社会的にもすべて良好で、満たされた状態」**にあること。１９４６年の世界保健機関（ＷＨＯ）憲章の草案の中で定義づけられた**「健康の概念」のひとつ**です。

つまり、身体の健康だけでなく、心や人間関係などの包括的な健やかさの追求が、私たちの幸せにもつながるというわけです。

そして**サウナ浴は、このウェルビーイングに大きく貢献できる新習慣**として、いま全世界的な注目を浴びているのです。

なぜ、いま世界でサウナが注目されるのか？

２０１７年に、「グローバル・ウェルネス・インスティテュート（ＧＷＩ）」が**フィンランド・サウナを世界最高のウェルネス・トレンドに位置づけて以来**、その注目度は持続し、２０２１年の最新トレンドレポートでもまだ上位にランクインしています。

この傾向は、最近のビジネスパーソンが出張の際に、最高のナイトクラブがついたホテルではなく、最高のジムやスパ、そしてサウナのついたホテルを選ぶ風潮があることからも明らかです。

言い換えれば、**この世界的なサウナムーブメントは、人びとのウェルビーイングに対する関心、日々の過労やストレス要因に打ち勝っていく必要性こそが生んだもの**でしょう。

加えて近年は、**実際にサウナ浴が健康にも明らかによい効果をもたらす**ことが、医学研究の分野から報告されています。

『タイムズ』や『ワシントン・ポスト』『ガーディアン』『ロイター』などの国際的な大手メディアも、サウナの健康科学面での効果について大きく取り上げました。

今日、サウナは世界で１７００万以上あると推定されており、いまもどんどん増えつづけ、一大マーケットを築いています。

世界のサウナへの関心はまだまだ天井知らずですし、その意味でサウナ業界は**立派な「成長ビジネス」**だとも言えます。

何より「サウナ」という言葉は、**いまや世界で最も広まっているフィンランド語**のひとつであり、サウナ浴は、フィンランドという国のイメージや評判に大きく貢献しています。

「サウナ浴のメリット」は、数え切れないほどある！

本書では、**サウナがいかに私たちの心身を解放し、健康や人間関係を良好な状態に保つのに貢献してくれるか**を紹介していきます。

数え切れないメリットのうち、代表的なものをあげると、次のようになります。

●現代人がサウナに入る7大メリット

①リラックス効果により、ストレスが軽減される
②さまざまな健康増進効果が期待できる
③運動の代わりになり、実際に運動したあとの疲労回復にも効果がある
④よく眠れるようになり、睡眠の質が向上する
⑤肌が潤い、見た目が若くなる
⑥脳を休め、集中力を高めるマインドフルネス・トレーニングになる
⑦幸福感がアップする

……いかがでしょう？
もう、サウナに入らない理由はありませんよね！
それぞれのメリットについては、序章で詳しく解説します。

ファースト・サウナ体験の良し悪しが、その後のサウナ人生を決める

前述したように、**サウナの魅力をあげたら、きりがありません。**

サウナを人にたとえるなら、**自らの売り込みが本当にうまい「名プロモーター」**でしょう。

誰かをサウナに連れて行って、実際にそのなんたるやを体験させてあげるだけで、あとはその人がどんどんのめり込んでいってくれるのですから。

サウナは、映画やエベレスト登山のように、一度体験したからといって、それで満足してしまうものではないのです。

ところが、下手なマッサージ師にあたってしまうと、もうマッサージ店に行こうとは思わないものですよね。残念ながら、劣悪なサウナ体験もまた同じです。

だからこそ、**最初の1回は、今後のサウナ活動につなげるための「最高のサウナ体験」に導いてあげることが重要**なのです。

本書は、私のフィンランド・サウナ愛と、サウナの専門家たちとの10年以上に及ぶ共同事業の経験から生まれました。

私は、長年にわたる海外での学業、仕事、旅行の経験を踏まえて、やはりサウナは唯一無二のものだと考えています。

サウナ体験のあらゆるメリットを享受する「サウナフルネス」とは

本書では、サウナで得られるその素晴らしい体験の数々に「サウナフルネス」という総称をつけて、みなさんに提案したいと思います。

「サウナフルネス」とは、フィンランド・サウナの核心である**ロウリュ（蒸気）や熱がもたらす健康効果や温熱療法と、サウナ内で行なう身体や感覚器のトレーニングとを組み合わせ、心と身体の両方を包括的にケアするメソッド**のことを指します。

おわかりかと思いますが、「サウナフルネス」は**「マインドフルネス」の概念や実践法に、サウナ浴の特性を掛け合わせた考え方**です。

サウナフルネスのトレーニングを積むことで、私たちの人生を豊かにするうえで重要な**「あらゆる感覚（五感など）」を研ぎ澄まし、フル活用して、サウナ体験をより深く味わう**ことができます。

このアイデアは、私にとってサウナ浴が変化が乏しくルーティン化してしまっていたころに、もっと何かと組み合わせることで、簡単にリラックス効果を高められるのでは……と思い立って、生まれました。

最近ではひとりでサウナに入るとき、今日はどんな美容効果をサウナで得ようかしらとあらかじめ考えて、**スクラブ（肌をケアするアイテム。研磨剤の役割をする細かくなった粒子が入った洗顔料や洗浄剤、角質除去剤）、ヴィヒタ（白樺の小枝を束ねてブーケ状にしたもの。サウナ中にこれで直接体をたたくことによって、発汗や血行を促す。２４６ページ「特別付録２」参照）、足湯などさまざまなサブアイテムを持ち込みます。**

また、ウェルビーイング分野の専門家たちと共同で、**サウナ浴の間に実践できる呼吸法やメディテーション、ストレッチなどを開発**してきました。

この経験を通して、**それらの実践は、いずれもサウナの中で功を奏し、さらにリラックス効果や快感をもたらしてくれる**と確信したのです。

本書では、現代医学が解き明かした**サウナ浴の健康効果をわかりやすく紹介し、さらにサウナフルネスによってサウナ体験を意識的に活用する**ことで、**ウェルビーイングや幸福感を高める方法を解説**します。

また、個々人のニーズや環境に合わせて取り入れることができる、**サウナ時間をさらに充実させるためのアイデアやヒントも提唱**していきます。

つまりこの１冊を読めば、次のような疑問に対する答えが見つかるでしょう。

- サウナ浴は、心身の健康状態にどんな影響をもたらすのか？
- どうすれば、最高のサウナ体験が生み出せるのか？
- フィンランド・サウナの〝真髄〟とは何か？

この本を通して、よいサウナ体験に関するフィンランド人としての考えや、どのようにサウナでリラックスや心身のケアを行ない、どうウェルビーイングの向上を目指していけばいいかについて、包み隠さずお話ししたいと思います。

みなさん、サウナに入ったときのように、どうぞゆったりと本書をお楽しみください！

医学監修者からの言葉

動脈硬化、高血圧、心臓病、循環器系疾患の予防……
世界的に関心が高まる「サウナ浴の健康効果」が、
数々の最新データで解明されてきた

世界のサウナ医学研究の第一人者
循環器専門医 東フィンランド大学医学部教授　ヤリ・ラウッカネン

フィンランド人にとって、馴染みの深い「サウナ」。

サウナ浴はフィンランド人らしさやフィンランド文化の核心を担い、私たちに、「幸せな心地」「リラックス」「清潔さ」をもたらしてくれます。

頻度は人それぞれですが、ほぼすべてのフィンランド人が日常的にサウナに入っています。このことからも、**サウナは私たちの生活において、さまざまな面で、とても重要な役割を果たす存在だ**と言えます。

サウナの中ではいつでも気持ちがよくなり、体調もよくなる気がします。そしてサウナに入ったあとは、より健康的になったように感じます。

多くのフィンランド人にとって、サウナはいわば日々の不安や心配事から解放される**「避難場所」**です。その前向きなイメージによって、私たちは**何度でもサウナに入りたくなってしまう**のです。

サウナは私たちのウェルビーイングをつかさどる大切な存在であり、人生に欠かせないものなのです。

✓ 世界中のサウナブームに拍車をかける、サウナ浴の「健康効果」が次々と明らかに

フィンランドはもちろん、日本をはじめ、**いま世界中でサウナブームが巻き起こって**

います。

サウナのあり方にも変化が起きていて、とくに昨今は現代的なサウナ施設の建設の波が押し寄せ、成功を収めています。

今日のサウナ人気の一因は、こうした**「サウナの近代化」**だと言えるかもしれません。

従来のサウナ文化に、飲食などの付帯サービスや社交、リラクセーションに重点を置く新たな価値が付加されることで、もはや自宅にサウナがなくても、どこでも存分にサウナを楽しめてしまうのです。

この状況下で**「サウナ浴の健康効果」がもっと認知されれば、サウナ文化はさらに前へ推し進められる**でしょう。

サウナ浴の健康効果に対する世界的な関心の高まりと、世界的なウェルネス・トレンドへの傾倒が、私たちフィンランド人のサウナ浴の伝統文化の重要性を訴える、またとないチャンスを与えてくれているのです。

ただし、**論拠に用いられる健康効果には、研究に基づく実証データが不可欠**です。

フィンランドのサウナやウェルビーイング業界も、**常に最新の研究成果を活用しよう**としています。

これまでも多くの研究で、サウナ浴がとくに**心血管系の健康維持に有益である**ことの実証を試みてきました。

そんな中、私たちの研究チームは、世界ではじめて**「定期的なサウナ浴と、心血管系の疾患の長期的なリスク低下との相関関係」**について明らかにしました。

サウナ浴は「低度の運動」に匹敵する健康効果が見込める

サウナ浴がもたらす健康効果は、ライフスパンでの生活習慣か否かに左右される可能性もあります。

というのも、かつて私たちが大規模な追跡調査を行なったフィンランドでは、多くの人がすでに幼少期からサウナ浴を始めているのです。

ただ少なくとも、サウナ浴が私たちの身体に及ぼす影響には、**長期的な運動がもたらす健康効果に匹敵する側面がある**と考えられます。

まさかサウナベンチに座って熱々のロウリュを浴びているだけで、運動中と同じく体力の消耗を促す交感神経が活性化しているなんて、誰も意識していないかもしれません。

サウナ浴は、筋肉を動かすわけではないものの、**身体的な負荷の面では「低度の運動」に匹敵**します。高温の環境下では、身体が体温を調節しようとすることによって、いくつかの生理反応が起きるのです。

たとえば、サウナに入ると体温の上昇とともに発汗量が増え、熱で皮膚直下の血流が増加する一方、内臓での血流は低下します。脈拍や心拍出量もサウナ浴によって上がります。

こうしてサウナの灼熱は、私たちを「コンフォートゾーン」の外へと追い立てます。汗が噴き出し、心拍数が上昇し、身体を冷ますために血液が活発に循環します。

そして、**心臓は再び効率よくポンプ活動を行なうようになる**のです。

✓ サウナを週4~7回利用する人は動脈硬化、高血圧、心臓病、循環器系疾患の予防効果が期待できる

さらに、サウナ浴には、非永続的ながら血圧を下げる作用が認められます。

これは、熱によって血管が拡張するのに伴って、脈波伝播速度や左心室の収縮力が改善され、**動脈硬化が抑制される**と考えられるからです。

つまり、**サウナを繰り返し利用すると、熱で血管の抵抗が減少し、血のめぐりがよくなって、高血圧や心臓病、循環器系疾患の予防効果も期待できる**のです。

循環器専門医である私のサウナ研究は、より普遍的な生活習慣についての探究に端を発しています。

そもそも**人の生活習慣に関する探究は、あらゆる研究者たちの生涯の取り組みの中核**です。なかでも**運動と健康は、万人の関心テーマ**でしょう。

そして、私自身にとって**サウナ浴は、長きにわたる生活習慣**です。

サウナでは毎回必ず、気持ちがよく、生き返るような心地を味わいます。

このような実体験から、運動に限らず、**サウナ浴が健康にどのような影響を及ぼすかを研究してみたら、おもしろいのではないか**と思い立ちました。

こうして始まった私たちのサウナ研究では、**サウナを定期的に**（週4～7回）**利用する人が、「心血管疾患」「虚血性心疾患」「脳梗塞」「記憶障害」など、さまざまな健康問題のリスク低下のメリットを獲得できる**ことを明らかにしてきました。

研究チームはこれまで、**「心臓病や心臓突然死、アルツハイマー病、認知症のリスク低減」と「定期的なサウナ浴」との相関関係**を示す研究成果を発表しています。

さらに、**定期的なサウナ浴は、「呼吸器疾患や脳血管障害のリスク低減」「CRP（C反応性タンパク）などの炎症マーカーの数値低下」とも関連がある**と考えられます。

さまざまな健康リスクの原因「ストレス」を軽減するサウナ

もちろん**「ストレス解消法」としてのサウナ浴も素晴らしい**ものです。

ストレスが健康に及ぼす影響を軽んじてはいけません。

たとえば、ストレスは不眠や頭痛、抵抗力の低下、肥満の原因になりうるだけでなく、心臓に負担をかけることもあります。

心臓病の症状や原因には、多かれ少なかれストレスが関与しています。

ストレスは時として病気の引き金になったり、病気の悪化の要因として作用したりもするのです。

多くの人にとって、サウナは何よりもまず、**日常生活のプレッシャーから解放され、**

リラックスするための場所であるはずです。

自身の思考に耳を傾け、**考えをめぐらせるための場でもある**でしょう。

また、サウナベンチは、**友人などに心の内を打ち明ける場**にもなります。

ベストは人それぞれ違う ——自分が求める「最高のサウナ」を探る

私にとって、**サウナは心のよりどころであり**、**いつでもウェルビーイングを維持するために存在**してくれています。

私自身は、**基本的に毎日**、**少なくとも週に5～6回はサウナに入る**ようにしています（だいたい、**夕刻の運動後に入るのが日課**です）。

人それぞれベストなサウナやサウナ体験がありますから、私の口から、健康を維持するうえでどんなサウナがベストなのか、答えることはできません。

それはまさに**「人によりけり」**なのです。

自分自身で「世界一のサウナ」を探そうではありませんか。

あえて少しアドバイスするならば、**より長くサウナ浴を楽しむための「換気」と「平穏さ」は重要**です。

そして、**「クールダウン」と「水分補給」を忘れない**こと。

適度な温度でのサウナ浴とクールダウンによって、サウナ体験はますます充実するでしょう。

日本の読者のみなさんが、**この本を通して、サウナ浴のさまざまなメリットに関する新たな知識を取り入れ、ウェルビーイングの向上に活かしてくださる**ことを願っています。

サウナ浴には、日本でも世界でも、**普遍的な価値**があります。

一緒にサウナで、心と身体を心地よくケアしていきましょう。

〔目次〕

「最新医学エビデンス」と「最高の入浴法」がいっきにわかる!

究極の「サウナフルネス」世界最高の教科書

まずはここが知りたい！

日本の常識はサウナの本場の非常識!? 日本のサウナファンから寄せられた「12の疑問と答え」

第3章

シンプルだけど奥深い！サウナでの新習慣！身体感覚を研ぎ澄まし、集中力をアップしたい人にすすめる「サウナフルネス」超実践メソッド

第4章

全身メンテナンスで、身も心も生まれ変わる！ サウナでできる「ストレッチ＆スキンケア」を一挙紹介

第5章

「自家用車よりサウナの数のほうが多い!?」「遠赤外線サウナはサウナと呼ばない!?」……etc. フィンランド人が熱く解説する、本場のサウナをディープに知るための雑学集

《免責事項》

内容に関しては、広い専門家のネットワークを頼ると同時に、何年にもわたる著者自身の経験に基づいています。科学的・専門的な事実に基づく記述は、それぞれの専門家に入念にチェックしてもらっています。

著者の提案する実践は、著者自身にとっては効果があったと言える経験に基づいています。

出版社は、読者および消費者に対し、これらの著述内容が直接あるいは間接的に引き起こす事故に対しては一切の責任を負いません。

序章

フィンランド発、最新版「サウナ浴7つのメリット」を徹底解説！

「サウナ浴7つのメリット」とは?

「はじめに」でも述べたように、近年これほどまでにサウナ人気が急上昇しているのには、理由があります。

もちろん、サウナの魅力は数え切れないほどありますが、その中からおもなものを7つあげて、その理由を探ってみましょう。

7つのメリット 1

リラックス効果により、ストレスが軽減される

サウナのもたらす効果の中でもいちばん重要なのは、やはり**「リラックス効果」**です。

現代人は日々の生活の中で、多くのストレスを抱えています。

メールやSNSのチェック、インターネットから溢れ出る情報……サウナ浴は、慌ただしい生活リズムを一時中断させて、**デジタルデトックス**[illegible]時間を与えて

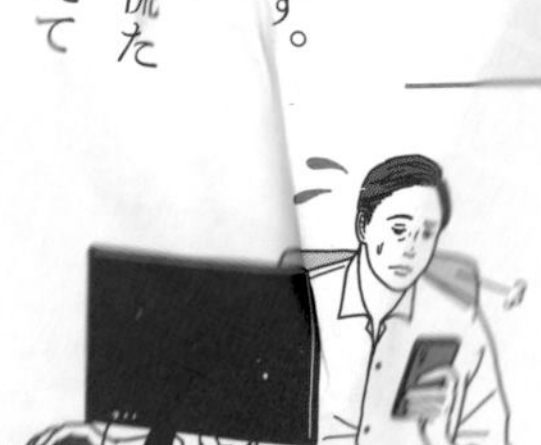

くれます。

その間、人は**多忙であることを忘れ、回復することに専念できる**のです。

リラックス方法にはいろいろありますが、サウナは外界の情報による刺激から遮断されるだけでなく、熱のおかげで血行も促進されるので、まさに心も身体も解放される究極のリラックス法なのです。

7つのメリット 2 さまざまな健康増進効果が期待できる

第2章で詳しく説明しますが、**サウナの健康効果については、1950年代からさまざまな研究が行なわれてきました。**とくに最新のデータでは、私たちの身体において重要な役割を果たす、次の器官への効果が報告されています。

- 心臓
- 血管（血圧）

・脳
・皮膚

たとえば２０１５年の研究では、**週に4~7回サウナを楽しむ男性の心臓病（突然死）や脳卒中のリスクは、週に1回しかサウナに入らない人に比べて60%以上も低い**という事実が明らかになりました。

サウナ浴は**血圧を下げる効果**が期待でき、**軽度の高血圧の場合にも有効**なので、**とくに心臓や循環器系によい影響を与える**ことがわかっています。

さらに、**サウナ浴によってアルツハイマー病などの認知症の脅威も軽減できる**というデータもあります。

また、サウナとしばしばセットで行なわれるアイスホールや水風呂での**「冷浴」**によるクールダウン。冷たさに身をさらすことによる筋肉の疲労緩和や老廃物の排出効果については、生化学的・生理学的にも証明されています。

定期的かつ継続的な耐寒訓練は、**体組成の防御システムを強化して抵抗力を高める可能性があり、ウイルス感染率を低下させる**とも言われています。

このように、サウナ浴は全身によい影響を与える行為だと言えます。
サウナに定期的に入ることで、いくつもの有益な健康効果が得られるのです。

7つのメリット 3

運動の代わりになり、実際に運動したあとの疲労回復にも効果がある

２０１７年に実施された「サウナと心臓の健康に関する調査プロジェクト（１１３ページ参照）」では、「サウナ浴前」と「サウナ浴直後」そして「サウナ浴30分後」に、中年期の男性および女性の体組成に何が起きているかが、より詳しく明らかにされました。

調査結果は驚くべきものでした。

サウナ浴中の心拍数は、中度の運動時と同レベルの、毎分約１２０まで上昇していたのです。

つまり、**サウナに入ると、運動したときと同様の心拍負荷による効果が得られるので、**

まったく運動しないのにくらべ健康的だということです。

仕事で疲れてしまって運動ができないときでも、サウナなら入れますよね。

サウナはまさしく、忙しく働く現代人にぴったりの選択なのです。

また**サウナは、運動をしたあとの疲労回復にも効果がある**と言われます。

サウナの熱が筋肉の緊張を解きほぐし、身体がリラックスするのを助けるのです。

ジムのあとにサウナに入ることは、まさに理にかなっていると言えます。

7つのメリット 4

よく眠れるようになり、睡眠の質が向上する

不眠は、さまざまな側面から現代社会の問題だと言えます。

もしあなたが不眠に悩んでいるなら、その解消法のひとつとして、サウナ浴は害よりも利のほうを多くもたらしてくれるはずです。

体温が睡眠に及ぼす影響の正確なメカニズムは、まだ十分に明らかになってはいません。

ですが、1970年代にフィンランドで発表された研究（123ページ参照）によれば、**眠りにつく約2時間前に体温を上げることで、眠りの深さが増大する**のだそうです。

また、**身体の深部の温度が下がり、かつ指や足先が温かい状態にあるとき、寝つきはよくなります。**

運動で体温が上昇したときにも眠気はやってきますが、実際に**眠りに入るのは体内の温度が十分に下がってから**です。

つまり、**いつのタイミングでサウナに入るかさえ考慮すれば、サウナはあなたの入眠を大いに助けてくれる**のです。

7つのメリット 5 肌が潤い、見た目が若くなる

サウナは何百年もの間、**「天然のビューティーサロン」として機能**してきました。

フィンランドの女性たちはいつでも、気分をくつろがせるためだけでなく、スキンケアや美容のためにもサウナを利用してきたのです。

サウナ浴やその他の温熱浴は、**皮膚にとっても健康効果が期待できる**と考えられます。たとえば昨今の研究によれば、定期的なサウナ浴には、皮膚の生理機能の保護、とくに**皮膚の外側の保護膜を通常より強化し、表層の保湿力を高める効果**が認められています。

サウナ浴中には、皮膚全体で多くの水分蒸発が起こる一方、汗に含まれる乳酸などの保湿力のより高い成分が皮膚の表面にとどまります。これによって**皮膚がより潤う**と考えられるのです。

また、サウナの熱による発汗で、皮膚の皮脂腺や細孔《さいこう》が開くのは明白です。一連のサウナ浴と併せて保湿剤を使うことで、肌はますますよい状態になるでしょう。

そしてこれはとても重要なことですが、**美容は「内面」に端を発するものであり、サウナの良質な蒸気によって全身くまなくリラックスできることこそが「サウナ浴が美容**

を促す最大の秘訣」なのです。

7つのメリット 6 脳を休め、集中力を高めるマインドフルネス・トレーニングになる

何かを学んだり、思考を働かせたり、新しいアイデアを生み出したりするためには、**「集中力」**が必要になります。

一方で、現代人は刺激の過多によって「脳」がとりわけ悪影響を受けています。

多くの脳研究において、**さまざまな刺激に対応しつづけようとすると、脳が疲弊してしまう**ことがわかっています。

そこで昨今は、多くの現代人が「マインドフルネス・トレーニング」や「メディテーション（瞑想）」によって、脳や心の平穏を取り戻す術を習得しようと模索しています。

最もシンプルかつ効果的なメディテーションのメソッドは、**「目を閉じ、心を落ち着か**

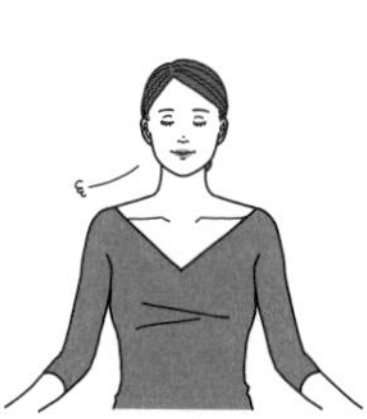

せ、この瞬間に集中し、そして呼吸をする」というものです。

ですが、**そもそもサウナは、私たちが何をする必要もなく、ただそこにいるだけで脳を休め、心を集中させてくれる場所**だと言えます。

心と身体が無意識のうちにサウナの熱に集中し、マインドフルネスやメディテーションを同時に実践できてしまうのです。

日々ほんの数分でもサウナに入れれば、日頃どんなに慌ただしく騒がしい環境にいても、**脳をリセットし、クリエイティブな発想や、チャレンジングな状況に立ち向かうエネルギーを得ることができる**のです。

7つのメリット 7 幸福感がアップする

国連は、The World Happiness Report（世界幸福度レポート）という、国ごとの幸福度調査のレポートに基づくランキングを毎年発表しています。

そのランキングでフィンランドは２０１８年に首位に立ち、以来２０２３年まで**６年連続「世界で最も幸せな国」の称号を獲得**しています。

「サウナ浴が幸せを助長するのか？」という問いへの回答に特化した研究があるわけではありません。

ですが、往々にして私たちは、**時間に流されず、自分または親しい人たちと、いまこの瞬間を生きているときに、幸福を実感**します。

前述したように、サウナの熱と穏やかさは、落ち着かない心を瞑想や内観へと導きます。

サウナ浴を通して、自分自身の心の安定を見出せ、**自分自身や他者に評価を下されるのではなく、ただありのままを穏やかに受け入れる**という体験ができます。サウナでは、自分が望まないことに意識を傾ける必要はなく、代わりに心と身体に本物の休息を与えてくれるのです。

また科学的には、サウナは身体の温度調節メカニズムにおいて、**「幸福ホルモン」**とし

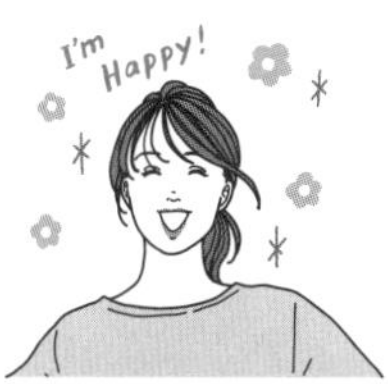

て知られる**「セロトニン」を活性化させる**と言われます。

一方、水風呂やアイススイミングなどの「冷浴」では、幸福感をもたらす脳内麻薬とも形容される**「β《ベータ》-エンドルフィン」***の分泌が助長される**という研究もあります。

何より、**サウナの熱の中で目を閉じれば、ほかのすべての物事を忘れる**ことができます。

サウナ浴は、シンプルに「人生をより豊かにしてくれる体験」なのです。

それこそが、フィンランド人がサウナに入る大きな理由です。

---

* 脳内で機能する神経伝達物質のひとつ。鎮痛作用のほか、気分が高揚したり、幸福感が得られたりする作用がある。

第1章

さらに深く上質な体験が得られる！
一歩先をいく本場フィンランド発
「サウナ浴最新マニュアル」

基本編

まずはこれが知りたかった！「サウナでのリラックス法の超基本」

サウナブームの現在、いままで一度もサウナに入ったことがないという人はもはや少ないのかもしれません。

みなさんそれぞれの「お気に入りの入り方」があると思いますが、まずは本場フィンランドで多くの人がやっている**「最も基本的で効果的なサウナの入り方」**をお伝えしておきましょう。

いきなりサウナに入るのと、ちょっとした準備や心構えをしてから入るのとでは、そのあとの効果や満足感に多くの差が生じます。

いわゆる**「ととのう」感覚も、得られやすくなる**と思います。

初心者はもちろん、サウナ好きの人もこれらを気に留めておけば、サウナの恩恵を最大限に得ることができ、さらに充実したサウナ時間を過ごせるでしょう。

一般的には、**フィンランド・サウナには「マニュアル」というものはなく、「一人ひとりの感覚」を何より尊重**します。

ただ、サウナの国フィンランドでは誰もが無意識にやっていることで、「これはぜひ他国の人たちにも心がけてほしい」という一連の所作をあげると、次のようになります。

これがゼロベースの入り方だ！
「フィンランド・サウナ超基本の入り方」

❶サウナに入るときは、余計なことを気にせずリラックスできるよう、十分な時間を前もって確保し、心身の準備を整えておきます。

❷サウナに入る前には**グラス2〜3杯分の新鮮な水でのどを潤しておきます**。

スマートフォンは、サウナでは使う必要のないものですから、ロッカーに置いていきましょう。これで、もう何ものにも邪魔されません。

❸シャワー室へ行き、身体を洗いましょう。

フィンランドでは、サウナでの発汗後にしっかりと身体を洗う人も多いですが、少なくとも**髪を濡らして、メイクや整髪料、身体の汚れは先に落とします**。

❹フィンランドでは、基本的にサウナは裸で楽しみます。ですが、抵抗がある人はタオルを巻いたり水着を着て入っても構いません。公衆サウナでは、**施設ごとのルールに従って楽しみましょう**。

フィンランドではあまり一般的ではありませんが、高温・低湿だと感じるサウナ室では、頭に濡れたタオルを巻いたり、サウナハットを被ったりするのもいいでしょう。

❺好奇心をもち、オープンマインドを心がけて、サウナへ入りましょう。

まずは、ベンチマットを敷いたサウナベンチの上段に座ってみます（注意：上段のほうが温度はより高いです）。

❻呼吸を整え、リラックスしましょう。ラクな姿勢をとり、目をつぶります。

あなたにとって最もくつろげる姿勢であれば、座禅のように足を組んで座ってもいいし、後ろの壁にもたれたり、可能なら寝転がったりしてもいいのです。

❼心地よくなるのと同時に、全身が汗ばみ、心拍が徐々に上がり、肌が赤らんでくるのがふつうです。
身体の声に耳を傾け、変化を感じ取って**「自分の感覚」に正直**になりましょう。

❽サウナの室温に慣れてきたら、可能な環境であれば、「ちょうどいい」と感じる体感温度や湿度になるまで、軽く**ロウリュを行なって**みましょう。
水をかけすぎると熱くなりすぎるので、常に「自分の肌感覚」を確かめながら行ないます。**タイミングも頻度も、あなたの心地次第**です。

❾長くいるうちにサウナが熱すぎると感じたら、下段のベンチに移動するか、いったんクールダウン休憩を挟みましょう。
サウナには、拘束時間はありません。誰もが「自分の欲求」に合わせてサウナを出たり入ったりしていいのです。**競争とは無縁の世界**です。

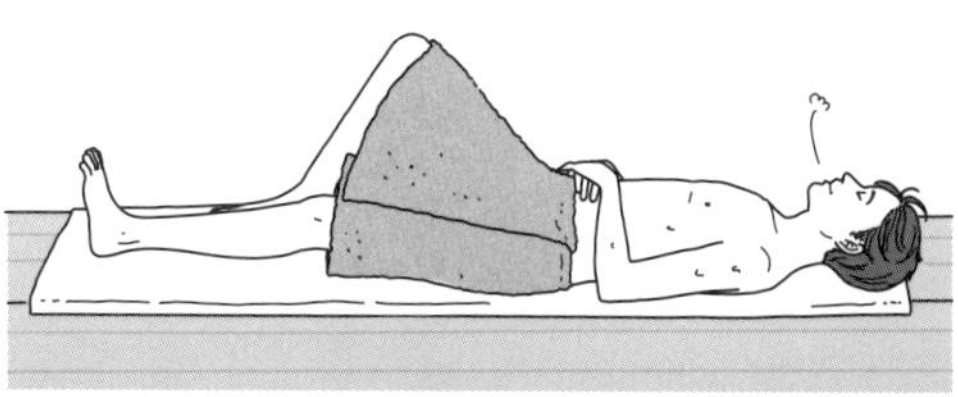

⑩外気浴でクールダウンをしましょう。

しばし新鮮な外の空気に身をさらしたり、水風呂に入ったり、湖でひと泳ぎしたり、ただベンチに腰掛けたり。

熱いサウナを出たあとの冷浴は気持ちいいですが、**絶対入らないといけないわけではありません。外気浴だけでも十分リフレッシュ**できます。

とにかく大事なのは、**休憩中にしっかり水分を補給し、体内の水分量を保つ**ということです。

⑪サウナには、その後も何度でも、入りたいだけ入りましょう。

⑫最後にシャワーで肌の汗を流し、身体をきれいにします。

⑬サウナ浴を終えたあとは、ひとりでも友達と一緒でも、引き続きリラックス時間を楽しみ、サウナで**「身も心もきれいになった感覚」**を味わいつづけましょう。

サウナに決まった入り方はありませんが、**ちょっとした心構えで、心身ともに最高のリラックスタイムを過ごすことができます。**

毎日忙しく過ごしている人や、慌ただしくサウナに入っている人こそ、ぜひこれらを意識してみてください。

フィンランド・サウナの魂！「ロウリュ」の〝本当の〟楽しみ方

「ジューッ」という音とともにストーブから立ち上り、サウナに潤いをもたらす「ロウリュ」。

ロウリュ（löyly）とは、**サウナストーブの上に積み上げられた焼け石に水をかけて出る蒸気**を指すフィンランド語で、フィンランド・サウナの最も特徴的な要素です。

その語源は、**魂や精神を指す言葉**だと言われています。

ロウリュによってサウナ室内の湿度が上がると、呼吸がしやすくなり、体感的にもよりリラックスできる状態になります。

ロウリュは湿度だけでなく体感温度にも影響を与えるので、**自分が望むタイミングでロウリュを行なうのがいちばんよい**とされています。

今日では、日本のサウナ施設でも「セルフロウリュ」という名前でかなり普及していますが、**本場のロウリュは、そもそも入浴者がセルフでやるのが当たり前**。

ここでは、フィンランドで理想とされるロウリュの手順やスタイルを紹介します。

「最高のロウリュ」のつくり方

❶サウナ室の温度や湿度は、ロウリュの感じ方に影響を与えます。ロウリュで心地よさを感じるためには、室内の環境設定が重要です。

高温低湿のサウナではロウリュが鋭く、時に「痛い」とも感じられます。フィンランド・サウナでは、石をしっかり温めることは大事ですが、室内自体を熱くしすぎないほうがいいのです。

適度な温度のサウナなら、かなり頻繁にロウリュをしても、熱刺激で不快に感じ

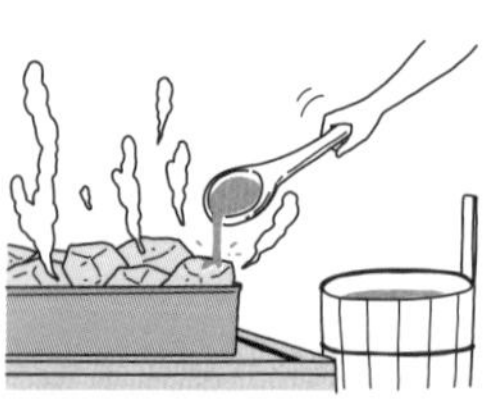

ることはありません。

❷**ロウリュ用の打ち水は、ぬるま湯が理想**です。

❸桶の水をストーブへかけるのは、柄杓《ひしゃく》で行ないます。柄杓の柄は、サウナの熱で熱くなりすぎない素材で、ストーブに十分届く長さでないといけません。

❹**一度に大量の水をストーブにかけない**ようにしましょう。**水が全部均一に蒸発するように、サウナの石に少しずつ、そっと水をかける**ようにするといいでしょう。また、**一点にたえずゆっくり注ぐと、表面だけでなくストーブ下部の石からも時間差でやわらかなロウリュが立ち上ってきます。**

❺ロウリュの性質は、一度にかける水の量によって、あるいはストーブ（石）のどこに向けて水を打つかによって変化します。

概して、**ストーブの下部はやわらかく湿潤なロウリュを発生させ、上部ほど熱く刺激性のあるロウリュを生み出します。**

いろいろな水のかけ方を試して、好みのロウリュを見つけましょう。

❻ロウリュ用の水には、**白樺や松など自然の香りのアロマを加えてもいい**でしょう。

本物の葉を水出しして使うこともあります。

嗅覚的にも、身近な自然を感じながらのロウリュは最高です。

ストーブから立ち上るロウリュは、五感すべてに働きかけてくる、いわば**「サウナ体験の核心」**です。

水がジュッと蒸発して生まれたロウリュが、ストーブからサウナの壁や天井を伝ってベンチに座る人びとの肌へと行き渡る……この「ロウリュの旅路」は、純粋な喜びそのものなのです。

身体の表皮である肌が少しずつ潤っていくにつれ、全身がリラックスしていきます。

そして、そのうち心もリラックス状態に入っていくのです。

熱や蒸気に身を委ねているうちに、思考がぼんやりしてきて安心感に包まれます。そして、最後には心がととのい、**「サウナの魂」が体内で鼓動する**のです。

なお、この一連のロウリュ体験は、サウナ浴に十分な時間を確保できていてこそ、最大限に楽しむことができるのを忘れてはいけません。

応用編

ストレスマネジメントもできる「さらにディープなリラクセーション法」

ストレス緩和のために、リラックスすることは欠かせません。

忙殺され、疲労し、ストレスは日常生活の中でどんどん蓄積していきます。

「適度なストレス」は、能力のキャパシティを高め、パフォーマンス力を上げることもあります。しかし得てしてストレスは、私たちの身体、メンタル、社会性を蝕《むしば》んでいく生体反応です。

私たちはみな異なる個々の人間で、**ストレスの緩和方法も人それぞれ**です。それぞれが、自分に合ったリラックス方法を見つければそれでいいのですが、幸運なことにサウナ浴でリラックスできるのは、人によりけりでなく、ほぼ誰にでも当てはまります。

サウナは、日常的に忙しくしている人が深くリラックスし、かつ自分自身を内観するのに最高の場所なのです。

とくに、サウナの中で次のようなメディテーションを実践できれば、ストレスコントロールにつながり、極上のリラックスを得ることができるでしょう。

サウナの中でディープリラックスするための「8つのコツ」

❶目を閉じ、呼吸を整える

心身が最もくつろげるコンディションづくりに、意識を集中させます。

❷呼吸に意識を傾ける

自分の呼吸に、さらに意識を傾けましょう。

鼻で空気を吸い込み、口からゆっくり吐き出します。

❸静寂に耳を傾ける

サウナの静寂の中で耳を休ませてあげましょう。多くの人は、無自覚であっても日頃から喧騒に苛《さいな》まれています。

できるだけ静かな空間で、静寂を楽しみながら、リラックス度合いを高めます。

❹サウナ空間のどこか一点に意識を移す

サウナ室の中で、どこかあなたが意識を集中させたい対象を見つけましょう。ストーブの薪がパチパチ燃える音にじっと耳を傾けてもいいでしょう。

そこに意識を捧げながら、穏やかに息を吸って吐きつづけます。

❺全身に意識をめぐらす

意識を全身へと広げましょう。身体が呼吸をし、さまざまな感覚が目覚めていくのを感じ取ります。それらを、親しみをもって、優しく味わいます。

サウナの愛おしい熱が、脳や身体を満たしていきます。

心の内部が、シンプルに穏やかである状態を楽しんでください。

❻ロウリュで定期的に雑念を払う

自分の心の煩悩に気づいたら、その都度、いまここにある身体と呼吸に集中し直すようにします。

もし、あなた自身がロウリュを浴びたいと感じたら、あるいは浮かんでくる雑念を一度リセットしたいと思ったら、そのたびにストーブに水をかけて蒸気を出します。

それ以上、何も必要ありません。

❼定期的にクールダウンを

心の赴くままにロウリュを浴びて、合間にはクールダウンをしに外へ出たり、冷水に潜ったりします。

サウナ浴は、あなたが「心地よい」と感じるように楽しめばいいのです。

❽お茶などを飲み、サウナの余韻をできるだけ長く楽しむ

サウナのあとは、その余韻を楽しみます。

お茶などを1杯飲むことでも、その心地よさはさらに長く持続するでしょう。

サウナがもたらす安心感、温もり、心の内部の平穏さを、サウナを出たあとでもできるだけ長く維持しましょう。

✓「片鼻交互呼吸」で、サウナ浴の合間に気道を浄化する

サウナ浴中はもちろん、クールダウン休憩の間やサウナ浴のあとには、**「片鼻交互呼吸」**と呼ばれる、次のような呼吸法のトレーニングを行なってみましょう。

サウナは気道をよりよく開く手助けをしてくれますから、片鼻交互呼吸、すなわちヨガの呼吸法のひとつとして知られる**「ナディショーダナ」（気道の浄化）とサウナは、非常に相性がいい**のです。

「片鼻交互呼吸」のやり方

❶左親指で左の鼻孔を押さえ、
右の鼻孔だけで呼吸をします。

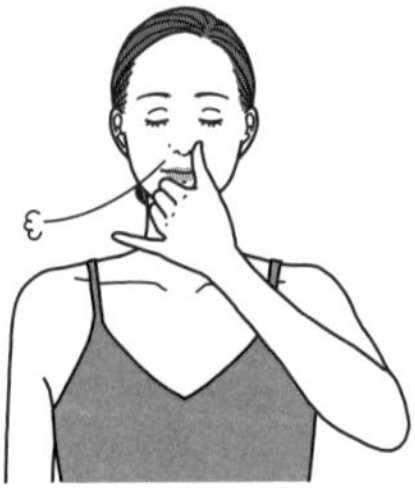

❷今度は右親指で右の鼻孔を押さえ、
左の鼻孔だけで呼吸をします。

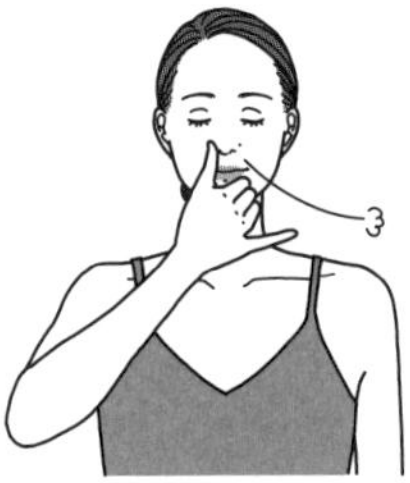

❸「どちらかの鼻孔から空気を吸い込んで、もう片方の鼻孔から出す」という呼吸を左右交互に続けてみましょう。

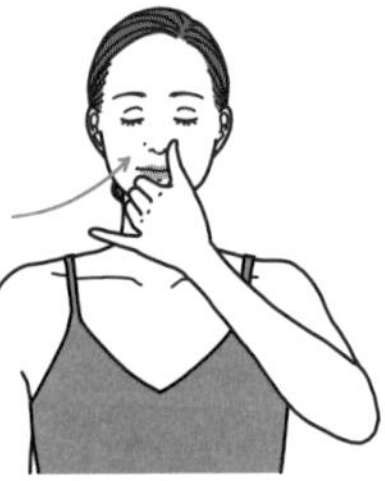

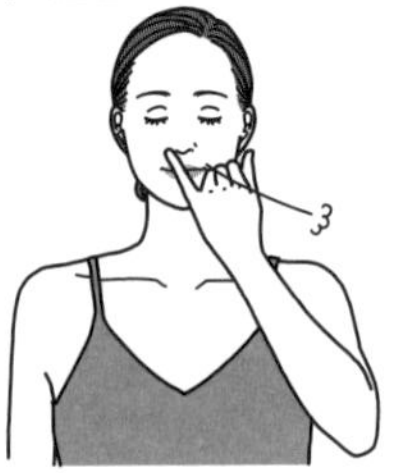

❹これを5〜10回繰り返すか、
2〜3分間続けてみましょう。

片鼻交互呼吸では、右の図のように、右と左の鼻孔で交互に呼吸をします。鼻腔が開くので、呼吸がラクになるはずです。

片鼻ずつで行なう呼吸は、**副交感神経系の活動を活発にし、ストレスを軽減させて右脳と左脳の働きを安定させてくれる**のです。

もちろん、サウナのない環境で実践しても構いませんが、サウナ浴と連動させることで、より効果が期待できます。

日本の水風呂でも応用できる、アイススイミングの極意

日本では「サウナ」と「水風呂」は、必ずといっていいほどセットになっています。

一方フィンランドでは、**サウナ浴の合間のクールダウンといえば外気浴のほうが一般的で、冷水へ入水する行為はマストではありません**。

少なくとも、サウナのそばに人工的につくられた水風呂は見当たりません。

もちろん、サウナ小屋の前に美しい湖沼があればそこでしばし泳ぎますし、クールダウンのために自宅サウナから庭やベランダに移動する前に、いったんシャワーで真水を浴びたりもします。

また、冬のフィンランドでは雪が積もり、湖や海も凍ってしまいます。

その季節は雪にダイブして雪に身体をこすりつけたり、凍った水面に穴を開けてアイススイミング（寒中水泳）でリフレッシュしたりする人もいます。

フィンランドでは約30年前から、健康を促進する運動種目のひとつとして、冬のアイススイミングが推奨されるようになりました。

とりわけ近年、アイススイミングを趣味にするフィンランド人の数が増えつづけています。

今日では**（総人口約550万人に対し）約10万人のフィンランド人が、冬の間にアイススイミングを楽しむ**と言われます。少なくとも一度でも体験したことがある人は、**50万人を超える**そうです。

なかには、サウナとセットにせず、寒中水泳だけに取り組む人もいます。

疲労回復のために、トレーニング後に数分間の「強冷浴（10度以下の冷水に数分間静かに浸かる入浴法）」を取り入れるアスリートも少なくありません。

その人気に伴い、昨今はサウナの健康効果を語る際に、冷浴によるクールダウンの効能にも関心が集まっています。

現時点ではまだ、サウナと冷浴の温冷交代浴が本当に身体にいいかどうか、確固たる研究データが出ていないのも事実です。

ただ少なくとも、冷浴中は血液循環が活発化します。

冷刺激にさらされた体内では、**「コルチゾール」***や**「β-エンドルフィン（82ページ参照）」**といったホルモンの分泌も促されます。

細胞組織の冷却と「コルチゾール」の組み合わせは痛覚を抑制し、他方の「β-エンドルフィン」は快感を与えてくれるのです。

---

* 副腎皮質から分泌されるホルモンのひとつで、「ストレスホルモン」とも呼ばれる。

冷浴によるリラックス法と安心な楽しみ方

冷浴の健康科学的な効果については、次の章で詳しく解説します。

ここでは、日本のサウナの水風呂でも心がけたい、**冷浴によるリラックス法**や、**安心な楽しみ方**をお教えしましょう。

冷浴は、健康体ならほとんど誰がやっても問題ありませんが、何か病気を患っている人が新たにやり始めるときは、そのリスクについて必ず医師のアドバイスを受けましょう。

サウナ同様、冷浴も、**「身体の声」に耳を傾け、慎重に始めるべき**です。

冷浴（アイススイミングや水風呂）の安心な楽しみ方

❶冷水に浸かる時間の標準の目安は、15秒〜3分です。

ですが、初心者はまず冷水に**2〜3秒くらい**身を沈めることから始めましょう。

繰り返すことによって身体が冷たさに慣れ、徐々に長く楽しめるようになります。

②冷水の温度については、あえて**理想的な温度を示すなら約5～15度の間**でしょうか。

真冬の天然のアイススイミングは、0度に限りなく近くなります。冷水の温度が低すぎる場合は、浸かる時間をいつもより短縮します。

③サウナから直接水中に行くのではなく、できれば**入水前に、しばし外気浴で身体を冷気に慣らしてから、入水するようにしましょう。**

④**冷水に浸かっている間、じたばたと動かず、ゆっくり呼吸を続ける**ことを忘れないようにしましょう。冷刺激に動じず落ち着こうと意識することで、心身のパニックを避けることができます。

⑤頭や手足からはとくに熱が逃げやすく、冷刺激で痛みを感じることもあるので、アイススイミング用の防水手袋やソックス、ニット帽などで防寒して入水するこ

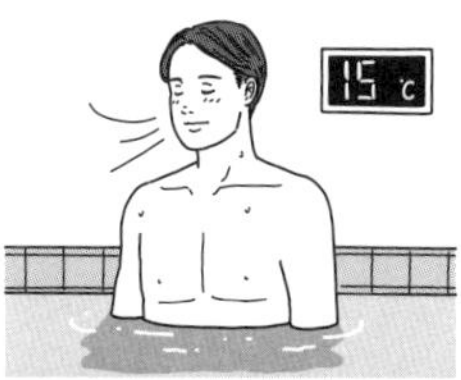

とをおすすめします。

⑥水風呂の直後にまたサウナに入ると、冷たさで収縮していた血管が熱でいっきに拡張するので、身体への負荷が増大し、最悪ヒートショックに陥ります。**しばらく外気に身体をさらして、心拍を落ち着かせましょう。**

⑦**温冷交代浴の最後は、冷浴や冷たいシャワーで終えることで、体内の熱や冷たい外気が心地よく感じられ、よりリフレッシュできる**のでおすすめです。

もし**入浴後にすぐ寒い外に出るなら、風邪や不快な寒気を避けるため、最後にホットシャワーを浴びるのがいい**でしょう。

フィンランド人はサウナで時計を見ない？

日本のサウナには「12分計」という時計があり、**サウナで我慢する時間のひとつの目安としている人も多い**ようです。

フィンランド・サウナの壁には、時計が一切ありません。

自分が何分サウナに入っているかを、誰も知らないのです。その代わりに、自分自身の身体をアンテナにします。

サウナには**時間制限や拘束時間は存在せず**、誰もが自由にサウナから出たり入ったりしていいのです。

よく「あと何分我慢しよう」と挑戦している人を見かけますが、サウナ浴とは、**目標を達成するべき場所ではなく、「自分の身体の声」**を聴きながら、**「出たくなったら出る」というスタンスが好ましい場所**なのです。

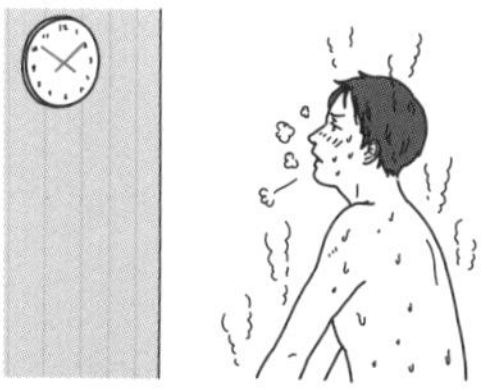

第2章

最先端医学も注目！「心臓病のリスク軽減」「肌ツヤがよくなる」「よく眠れる」……次々と明らかになってきた、サウナの知られざる健康効果

「サウナに入るようになってから、なんとなく体調がいい」

「よく眠れるようになった」

このような話を耳にしたことがあるのではないでしょうか。

私自身も、「サウナストーンには魔法が秘められているのではないかしら」と感じているほど、日頃からサウナにたくさんの恩恵を受けています。


近年の医学研究によって、サウナ浴は、薬のように直接的な治癒効果をもたらさないまでも、**さまざまな重病の疾患リスク低減（予防医療）に貢献し、体質改善や身体の調子を整えるのにも役立つ**ことが判明しつつあります。

ここでは、「今日からでもサウナを日常習慣にしなくては！」と思わせてくれる、最新の研究報告の数々を紹介します。

「サウナと健康」に関する研究は日々進歩している！

サウナが健康に及ぼす影響については、**「心臓（心血管系）」「脳」「睡眠」「皮膚」**などの分野で、予防医療や健康促進と関連付けた研究がいまもさかんに行なわれています。

しかし実際のところ、サウナ浴の健康効果に関する研究では、メカニズムの解明や、最大効果のための条件の特定が困難だと言われます。

検証のための条件設定や、室内への機材の持ち込みが非常に難しいことが、その理由のひとつです。

それでも、サウナ浴が身体の健康状態に及ぼすメリットやリスクを解き明かすために、**50年以上にわたって、フィンランドやドイツの（近年は日本でも）臨床研究チームを中心に、医学的アプローチに基づく観察研究が行なわれてきました。**

なかでも、**本書の監修者でもある東フィンランド大学のヤリ・ラウッカネン教授（循環器専門医）は、２０１５年以降、サウナの驚くべき健康効果を明らかにする研究論文を、次々に発表**しています。

彼の研究チームの見事な実績と報告書は、何千もの雑誌・新聞記事やインターネット記事に取り上げられて、世界中に拡散されました。

そのおかげで、**サウナ浴やフィンランドのサウナ文化は脚光を浴び、サウナが健康やウェルビーイングを促進する**という認識が国際的に広まったのです。

それでは、サウナに秘められた数々の健康効果について、具体的に解説していきましょう。

① サウナと心臓

サウナは血管を広げて血圧を下げ、心臓病のリスクを減らす

✓ サウナ浴の頻度が高い人ほど、あらゆる「心血管疾患」にかかりにくい

心臓は2つの部分からなるポンプで、右側からは血液を肺に送って酸素を取り込み、

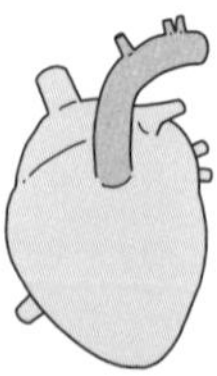

左側からは酸素を含んだ血液を各器官へと送り出します。

生涯休みなく動きつづける心臓は、**安静時で毎分約50～80回、激しい運動時には毎分約160～200回**もの拍動を繰り返します。

安静時の心臓は、1分間に約4～6リットルの血液を送り出しますが、負荷がかかると、その量は何倍にも増えるのです。

その動きを最悪停止させてしまう**心臓病は、血圧の状態と深い関係があります。**

高血圧の人の心臓は、たえず強い圧力をかけて血液を送り出さなければいけません。

その結果、心臓のポンプ機能は徐々に低下し、やがて**心不全などの心臓病を招く可能性がある**のです。

また**高血圧は、血管にも悪い刺激を与えつづけるので、血栓症など心血管疾患の引き金にもなります。**

それなしには生命活動ができない、私たちにとって最も大切な器官である「心臓」。

だからこそ、**心臓には日々の特別なケアが必要**なのです。

２０１５年、フィンランド人男性の生活実態と持病や死因との関連を探る、長期的な観察研究によって、**週4〜7回の頻度でサウナに入る男性は、週1回サウナに入る男性に比べて、心臓突然死のリスクが60%以上も低い**という事実が明らかになりました。[*]

２０１８年には、50歳以上の男女混合グループにおいて、**サウナ浴の頻度が高いほど心血管疾患による死亡率が下がる**ことも、『BMC Medicine』誌で報告されました。[**]

さらに２０２２年10月には、体内の炎症や組織細胞の破壊の有無を検知する**血中CRPの値が高い人でも、サウナに週3回以上入っているグループ内では死亡率の上昇が見られないという、最新の研究成果**[***]も公にされています。

サウナの熱が血圧を下げるメカニズム

これらの研究すべてに携わってきたラウッカネン教授は、**心臓や血管への健康効果には、サウナの「熱刺激」による「血圧の低下」が関与する**と言います。

身体が熱にさらされると、心拍数が上昇して血流は速まります。

サウナ浴中の入浴者の平均心拍数は、**中程度の運動と同等の毎分約１２０回まで上昇**

します。

このとき、**熱で血管の柔軟性が増して血管が拡張し、血液がより広い空間を流れる**ようになるので、結果的に血圧が下がるのです。

ラウッカネン教授の研究チームは、２０１７年の実験プロジェクトで、試験用に平均温度73度のサウナ室を特設し、サウナ浴中およびその前後30分に、中年男女の体内でどのような変化が起きているかを詳しく測定しました。

その結果、サウナ浴の前後の平均血圧は、収縮期血圧（最高血圧）が１３７ｍｍＨｇから１３０ｍｍＨｇへ、拡張期血圧（最低血圧）が82ｍｍＨｇから75ｍｍＨｇへと、**明らかに**

---

* Tanjaniina Laukkanen, Hassan Khan, Francesco Zaccardi, Jari A Laukkanen, "Association between sauna bathing and fatal cardiovascular and all-cause mortality events," *JAMA Intern Med.*, 175 (4): 542–548, 2015 Apr. doi: 10.1001/jamainternmed.2014.8187 https://pubmed.ncbi.nlm.nih.gov/25705824/

** Tanjaniina Laukkanen, Setor K. Kunutsor, Hassan Khan, Peter Willeit, Francesco Zaccardi, Jari A. Laukkanen, "Sauna bathing is associated with reduced cardiovascular mortality and improves risk prediction in men and women: a prospective cohort study," *BMC Medicine*, 16, Article number: 219, 2018. https://pubmed.ncbi.nlm.nih.gov/30486813/

*** Setor K. Kunutsor, Sae Young Jae, Sudhir Kurl, Jussi Kauhanen, Jari A. Laukkanen, "Inflammation, sauna bathing, and all-cause mortality in middle-aged and older Finnish men: a cohort study," *European Journal of Epidemiology*, 37: 1225–1231, 2022. https://link.springer.com/article/10.1007/s10654-022-00926-w

下がっていたのです。
また、**ただサウナに入るだけでなく、何らかの運動を行なったあとにサウナに入るほうが、血圧はより顕著に低下する**ことも明らかになりました。

1回のサウナ浴による血圧の低下は、永続するわけではありません（なかには、サウナ浴後の血圧低下が24時間以上持続する人もいますが）。
ですが、サウナの熱刺激によって定期的に血管を拡張させる**「血圧のケア」を行なうことで、慢性的な高血圧が引き金となる、あらゆる心血管疾患のリスクを低下させることはできる**のです。

当然ながら、サウナ浴「だけ」で血圧を適正値まで下げたり、心臓病を予防したりすることはできません。
また、**すでに重度の高血圧を患っている人や、胸部に痛みや違和感を抱える人**は、心拍や血流の変動はむしろ負担になりうるので、**サウナ浴自体を避けるべき**でしょう。

しかし概して、**定期的なサウナ浴は、私たちの心血管の健康にいい影響を与える、推**

奨しうる習慣だと言えるのです。

ここが POINT!

サウナが「心臓」にもたらす効果

★サウナに入る頻度が高いほど、心臓突然死のリスクが下がる。

★血管疾患や体内の炎症による死亡リスクも低下する。

★血管を拡張して血圧を一時的に下げ、高血圧のリスクを低減する。

❷ サウナと脳

リラクセーションは、脳にとっての最も重要な「健康活動」

脳卒中やアルツハイマー病のリスクも減らす「定期的なサウナ浴」

思考や身体活動を行なううえで、最も大切な器官が「脳」です。

脳は、感覚器からの指令やシグナルを受け取り、その情報を筋肉に伝達することで、私たちの運動機能をコントロールしています。

また、中枢神経系の一部である脳は、私たちが自身を取り巻く環境に対する認識を構築するための、感覚的な認知、情緒体験、知的活動をつかさどっています。

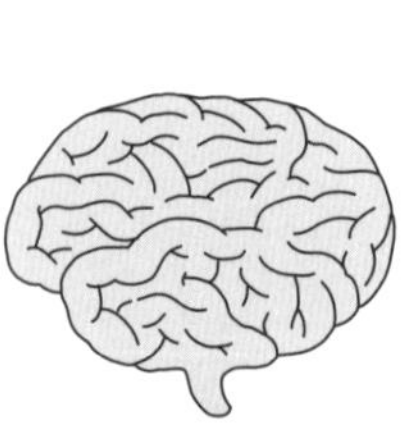

私たちは、まさに脳のおかげで、あらゆる細胞や筋肉とともに**「いま生きていること」を実感できる**と言えるでしょう。

定期的なサウナ浴が、血圧の低下に貢献し、心血管疾患のリスクを下げるのと同様に、**脳梗塞や記憶障害などの脳疾患のリスクを低減させる**ことも、すでに研究で明らかになっています。

２０１８年に、中高年のフィンランド人男女のサウナ入浴者を対象とした長期縦断研究の結果[*]が、臨床神経学分野の名門誌『Neurology』誌に掲載されました。

それによれば、**週4〜7回サウナに入る人は、週に1回しかサウナに入らない人に比べて、追跡調査中に脳卒中になる確率が60%以上低かった**そうです。

また、オックスフォード大学出版から刊行される老年医学誌『Age and Aging』誌へ２０１７年に掲載された、別の男性集団を対象とする縦断研究[**]では、**週4〜7回サウナ**

＊ Setor K. Kunutsor, Hassan Khan, Francesco Zaccardi, Tanjaniina Laukkanen, Peter Willeit, Jari A. Laukkanen, "Sauna bathing reduces the risk of stroke in Finnish men and women," First published May 2, 2018. doi: https://n.neurology.org/content/90/22/e1937

に入る人は、週に1回しかサウナに入らない人に比べて、アルツハイマー病や認知症のリスクも60％以上低下することが報告されています。

２０２０年にも、別の研究チームのより長期間かつ大規模な観察研究の結果[***]として、**サウナの入浴頻度が高いほど、認知症の発症率が下がる**という事実が裏付けられました。

ストレスこそが、脳の健康を害するいちばんの敵

サウナと脳科学を結びつけた実験研究はまだ乏しく、これらの結果に至る正確なメカニズムは解明されていません。

研究に携わったフィンランド人研究者タニャニーナ・ラウッカネンは、サウナの熱が血行や心機能を促す効果に加えて、**サウナ浴のリラックス効果自体が脳に好影響を与えている**と考えています。

これに関して、たとえば心臓の項目で紹介したサウナ室内での実験において、サウナ後の「心拍変動」の測定結果からは、**自律神経バランスの均等化や、身体の内部のストレスレベルの軽減が確認**されました。

心拍変動とは、自律神経系（交感神経と副交感神経）の安定度やリラックス度合いの指標となる、心拍間隔の変化のことです。
サウナ浴によって**心拍変動が増進し、さらに入浴後には副交感神経が優位になることで、心身のリラックスレベルが上がる**のです。

ストレスは、無自覚のうちに脳にさまざまな障害を引き起こします。
衝動性が高まったり、集中力が続かなかったり、行き詰まりを感じたり、創造性を発揮する余裕がなくなったり……。
ストレスを長期的に抱えてしまうと、疲労困憊し、うつ病などの病気につながることもあります。

** Tanjaniina Laukkanen, Setor Kunutsor, Jussi Kauhanen, Jari Antero Laukkanen, "Sauna bathing is inversely associated with dementia and Alzheimer's disease in middle-aged Finnish men," *Age and Ageing*, 46 (2): 245–249, 2017 Mar. https://doi.org/10.1093/ageing/afw212

*** Paul Knekt, Ritva Järvinen, Harri Rissanen, Markku Heliövaara, Arpo Aromaa "Does sauna bathing protect against dementia?," *Prev Med Rep.*, 2020 Oct 2; 20: 101221. doi: 10.1016/j.pmedr.2020.101221. eCollection 2020 Dec. https://pubmed.ncbi.nlm.nih.gov/33088678/

だからこそ、**「ストレスを受けた心身をどうやって癒やすのがベストなのか」を普段から把握しておく**ことが、脳の健康のためにも重要だと言えます。

サウナは本来、五感を刺激して心と身体をリラックスさせる、ウェルビーイングのためにあるような場所ですから、脳や精神の健康をサポートしてくれるのは当然でしょう。

とりわけ、忙しい人やすでにストレスを抱えている人には、**リラクセーションという最高の健康効果をサウナがもたらしてくれる**はずです。

ここが
POINT!

サウナが「脳」にもたらす効果

- ★脳卒中など、高血圧が原因になりうる脳疾患のリスクを低減する。
- ★認知症やアルツハイマー病など記憶障害の予防。
- ★自律神経バランスの安定化。
- ★心身のリラクセーションによる、脳疲労やストレスの軽減。

③ サウナと睡眠

寝つきの悪さや眠りの浅さに悩む人は、「夕刻のサウナ習慣」を試す価値あり！

睡眠障害に悩まされる現代人

私たちの基礎活動のひとつである「睡眠」。

その最も重要な役割は、**日中に蓄積した疲労からの回復**です。

誰もが睡眠を必要とし、皆それぞれに自分の概日リズム（約24時間周期で変動する睡眠と覚醒のリズム）をもっています。


専門家たちは、概して7〜9時間の睡眠が必要だと提唱します。

睡眠中は、深い眠りと浅い眠り、すなわち「ノンレム睡眠」と「レム睡眠」という、

異なる深度の睡眠状態が交互にやってきます。

夜間には、それぞれの睡眠状態がおよそ1時間半の周期で入れ替わり、一晩のうちに3～5回は交代を繰り返します。

深い眠りは、とりわけ脳にとっては重要な時間で、**不眠症などの睡眠障害はストレス、集中力の低下、物忘れ、注意散漫、憂鬱、頭痛などを招きます。**

とはいえ、私たちはそれらの兆候が、睡眠不足や眠りの質が悪いことに起因しているとは、日頃なかなか認識できません。

調査では、フィンランド国民の約4割が少なくとも月に数回は寝つきの悪さに悩まされており、さらにそのうち**2人に1人が、週に一度は「入眠障害」に苦しんでいる**そうです。

多忙かつインターネット漬けである現代の生活スタイルは、脳へ大きな負担をかけています。

本来、脳を休める意味で睡眠の必要性は以前より増しているはずですが、多くの人は、たとえば約20～30年前の平均と比べて睡眠時間が減っているのが現状と言えます。**脳にとって睡眠は、永久に切り詰めることのできない、大切な療養・休息時間**です。

にもかかわらず、多忙な現代生活によって**不眠に陥る人は増えつづけ、睡眠リズムは乱れるいっぽう**なのです。

就寝約2～3時間前のサウナ浴が、睡眠を誘発するホルモン分泌を促す

サウナと睡眠の関係については、古くはなんと１７６５年にストックホルムの医師たちが記した学術書*にも記述が見られます。

１９７６年には、フィンランド人研究チームが5人の被験者と行なった、サウナと睡眠に特化した希少な実証研究の成果を発表しています。**

それによると、**サウナ後の睡眠のほうが、最初の2時間で70％強、6時間で約45％も、**

* Martin, Kongl. Sv. Vet. *Acad. Handl.*, Jan, Feb, Mart, 1765.
** P. T. S., Putkonen, E. Eloma, "Sauna and physiological sleep: Increased slow-wave sleep after heat exposure." *Sauna Studies*, 1976.

統計的にノンレム睡眠量が増加していました。

経験ベースの議論でも、**サウナに入らなかった日と比べて、サウナ浴後は簡単に入眠でき、かつ深く眠れることを多くの人が証言**しています。

ただし、入眠や睡眠を助長あるいは阻害する要因についての経験談は、あくまで個々人の主観に基づくものです。人びとの入眠や睡眠の質に関する自己評価は、必ずしも実験に基づく睡眠研究から得られた結果とは一致しません。

サウナ浴が睡眠に及ぼす影響やそのメカニズムは、研究成果も不十分で、まだほとんど解明されていません。今後もっと研究が必要な領域です。

ただし、先述した１９７６年の研究では、**サウナが睡眠の質を上げる要因は、体内の温度変化に伴って起こる、脳内の神経伝達物質の変化で説明がつく**のではと指摘されています。

良質な睡眠のために重要な神経伝達物質は、**「幸福ホルモン」として知られる「セロトニン」**です。

ヨーロッパ行動薬理学協会の公式ジャーナルである『Psychopharmacology』誌に掲載された学術論文*によれば、**サウナ浴は、ほかの温熱療法と同様に、身体の温度調節メカニズムの過程でセロトニン分泌を活発化させる**そうです。

約30分のサウナ浴で体温が大幅に上昇すると、いったんは覚醒をつかさどる「ノルアドレナリン」が多く放出されますが、同時に、体温調整や興奮抑制のために「セロトニン」の分泌もさかんになります。

そして、入浴後は徐々に体温の低下や脳の冷却が起こるため、脳の「ノルアドレナリン」量もはっきりと低下します。

この**「セロトニン」の増加と「ノルアドレナリン」の降下の影響で、サウナ浴後約2~3時間後に最も入眠しやすくなり、眠りの深さも増加する**というわけです。

一般に、体の深部の温度が十分に下がると眠りに落ちやすいと言われます。ですから、**運動やサウナ浴のあとは、クールダウンによって身体を冷やしたほうが、安眠を確保で**

---

* C. A. Lowry, S. L. Lightman, D. J. Nutt J., "That warm fuzzy feeling: brain serotonergic neurons and the regulation of emotion," *Psychopharmacology*, 23 (4): 392–400, 2009 Jun. doi: 10.1177/0269881108099956. Epub 2008 Dec 12. https://pubmed.ncbi.nlm.nih.gov/19074539/

きる可能性が高くなります。

ただし、サウナの入眠効果には入浴への「慣れ」も大きく関わってくるでしょう。

サウナ浴の経験がない、あるいは浅い人にとっては、睡眠の改善よりむしろ負担になる可能性も否めない、とラウッカネン教授は指摘します。

ともあれ、もしあなたが現代の社会問題とも言える睡眠障害に悩んでいるなら、その改善策として、継続的なサウナ浴を試す価値は十分にあるのではないでしょうか。

はじめてのサウナ浴のあとはうまく寝つけなくても、入浴やタイミングのとり方に慣れてきたら、期待以上の効果を発揮してくれるかもしれません。

ここがPOINT!

サウナが「睡眠」にもたらす効果

★セロトニンの増加とノルアドレナリンの低下を誘発する。

★入浴後約2〜3時間後に入眠しやすくなる。

★入眠後のノンレム睡眠量が増加する。

④ サウナと皮膚

サウナでの発汗効果で、肌のバリア機能や保湿力が強化される

体温調節が利くのは皮膚のおかげ

「皮膚」は多くの機能を備えた、私たちの身体最大の器官です。

化学物質、病原菌、紫外線、摩擦や衝撃などから身体を保護すると同時に、体内器官の水分の蒸発を防ぎ、体温調節に寄与しています。

皮膚直下での血行や発汗が活発になると、身体の放熱機能が促されます。

つまり、身体を取り巻く空気が熱いときには、表皮付近の血管を拡張させてできるだけ多くの血液を流し、熱を体外へと逃すのです。

逆に、寒くて身体が冷えそうなときには、表面の血管を収縮させ、血中の熱が逃げな

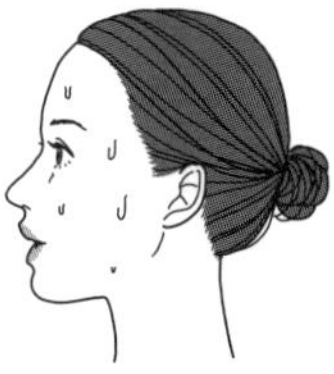

いようにします。

さらに、皮下脂肪の層は断熱材として機能し、温度変化を抑えて体温を安定させます。

このほか、ビタミンDの生合成や触覚刺激の伝達も、皮膚の役割です。

皮膚内の神経線維は、熱、冷たさ、痛み、圧力を感知することで、身体の外部環境を把握するのに役立つのです。

また、皮膚にある皮脂腺や汗腺には、老廃物を排出する機能があります。

汗をかくほど、肌の保湿力がアップするメカニズム

サウナが皮膚にもたらす健康効果については、とくにフィンランド、日本、ドイツを中心に、数十年にわたって研究が行なわれてきました。

この分野の研究は、まだあまり体系的ではありません。

しかし、長年蓄積されてきた知識から、**「サウナは皮膚の健康維持にも役立つ」**と推察されます。

たとえば、**サウナがもたらす発汗作用には、肌の角層の保湿力を維持する効果**が認められます。

サウナ浴によって、たしかに体内からは多くの水分が蒸発します。

皮膚を介した体内水分量の変化を測定すると、蒸発した水分量が平常に戻るまでには、サウナ浴後約2~3時間かかることがわかっています。

ところが、**肌のいちばん表面にある角層の水分量に関しては、サウナ浴から数時間たっても通常よりさらにしっとりしている**という測定結果が出るのです。[*]

その結果に関連して、**サウナに日常的に入る人の肌は、相対的にpH値が低い（すなわち肌が「弱酸性」に傾いている）**という測定結果も、複数報告されています。[*]

一般的に、バリア機能が強い肌ほど「酸性」に、乾燥してバリア機能が弱まった肌ほど「アルカリ性」に傾きやすくなります。

サウナ浴を約10分間続ければ、発汗機能は最大限に！

サウナ浴によって水分蒸発が起こるにもかかわらず、結果的に肌の保湿力が高まる要因のひとつが「汗」です。

サウナ浴の間は、**心臓から送り出された血液のうち、最大50〜70％が皮膚の血管に回されます**（通常の室温では、5〜10％程度）。

その結果、汗腺の機能が高まって皮膚全体での発汗が促されます。**サウナ浴を約10分間続ければ、その発汗機能は最大限まで活発になります。**[*]

汗をかくと、**汗に含まれる乳酸やナトリウムなどの「保湿成分」を含んだ水分結合物質が皮膚膜に多くとどまってバリアを強化し、これが肌の保湿力を高める**と考えられています。

現在はまだ、温度や湿度などサウナ室内の諸条件や、利用頻度による違い、シャワーの影響の有無などは検証されていません。

ともあれ、サウナで発汗することで**汗腺や皮脂腺が開き、保湿力が強化されるだけでなく、肌の浄化や代謝が活発になるのは明らか**です。

入浴後に保湿剤を併用することで、肌の調子はさらによくなるでしょう。

また、サウナでの全身リラックスは、言うまでもなくストレスの軽減につながります。

心身のストレスが減ることで、体調同様に肌の調子がよくなるのも自明の事実でしょう。

ここがPOINT!

サウナが「皮膚」にもたらす効果

★保湿力やバリア機能を高める成分を含んだ汗の分泌を促進する。

★発汗効果により肌の浄化や代謝を促す。

★心身のストレスを軽減することで、肌の調子を整える。

＊ Terhi Pesonen, LUMENE, Head of R&D (skin care), "Presentation: SAUNA AND BEAUTY BUSINESS," World Sauna Forum, Jyväskylä, Finland. 28. 9. 2018.　※ルメネはフィンランドの大手化粧品メーカー。

⑤ 冷浴がもたらす健康効果

心身へのメリットはたくさんある！勇気を出してチャレンジしてみよう

冷浴は血流をよくして、筋肉疲労の緩和や快感をもたらす

サウナ浴の合間の**「クールダウン」**は、リフレッシュや体温調整のために欠かせないひとときです。

第1章でお話ししたとおり、フィンランド人は、人工的な水風呂で冷浴をする文化をもちません。シャワーで真水を浴びるか、外気浴をするだけで十分という人も多いのです。

ですが、近年は健康習慣としてのアイススイミングの人気が高まっています。さらにサウナ浴の健康効果への関心の高まりも相まって、**サウナ浴とセットでの「エクスト**

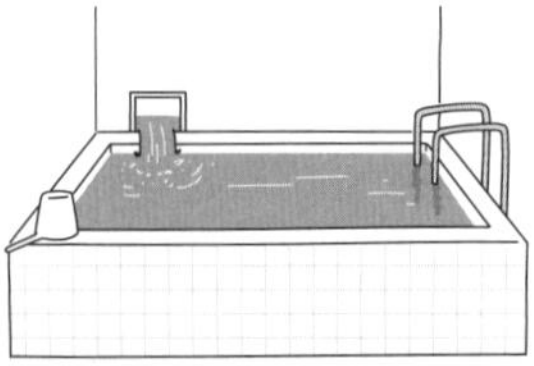

リーム（極端）な冷浴」を好む人は着実に増えています。

サウナ浴と冷浴を繰り返す**「温冷交代浴」の健康効果とリスクについては、残念ながらまだ信頼できる研究結果がほとんどありません。**

サウナに入ってからのほうが、冷水への入水がラクで快感を得やすいという側面はたしかにあります。

ですが、**極端な温度環境を、休憩を挟まず行き来することのリスクの可能性は、常に心に留めておく**べきでしょう。

「冷刺激」は快感や筋肉疲労の緩和をもたらす

一方、冷浴による「冷刺激」が身体に及ぼすメリットや、生化学的・生理学的な変化については、検証データも多くあり、科学的にもある程度は証明されています。

ここでは、フィンランド人にとって最も馴染みのある冷浴法である、凍った湖などに穴を開けた、水温ほぼ0度の「アヴァント」でのアイススイミングを例にとって説明します。

アヴァントに入ると、皮膚の温度は下がり、呼吸や心拍数が上がって血圧が上昇します。ここですぐに水から上がらず、心身を落ち着けて水中にとどまることができれば、呼吸や心拍は落ち着きはじめ、血圧は下がります。

やるまでは不可能にも思える**「冷水の恐怖の克服」という一連の経験は、私たちのレジリエンス**（ストレスなどの外的圧力から回復し、外的環境に順応する精神力）**を高め、自信を与えてくれます**[*]。

また、突然の冷刺激にさらされると、「コルチゾール」や「β-エンドルフィン」などのホルモン分泌（82、101ページ参照）が促されます。

組織（器官を構成する細胞群）の冷却と「コルチゾール」が組み合わさると、**痛みの感覚が和らぎ、「β-エンドルフィン」が快感を誘発する**のです。

アヴァントから上がると、身体の冷えた器官に血液をたくさん送り込むため、いっきに血流がよくなります。血液循環が良好になると、筋肉や組織に溜まった**老廃物の排出スピードが上がり、細胞は多くの酸素を獲得**します[**]。

この結果、**全身がリフレッシュし、筋肉疲労も緩和されて、心地よい感覚に包まれる**のです。

✓ 冷浴好きは「風邪を引かない」「やせやすい」は本当？

フィンランド・オウル大学の温度生物学の講師ピルッコ・フットゥネンは、寒中水泳や冷水の生理学的な影響について研究しています。

フットゥネンの行なった実験では、9月末から1月初めまでの約3カ月間、アイススイミングを週4～7回続けた人40名と、まったく行なわなかった対照群30名の風邪症候群の疾患状況を観察しました。[**]

その結果、**アイススイミングを行なった被験者の風邪の疾患率は約10％、対照群の疾患率は約30％**だったそうです。

この結果には、ほかのさまざまな要因も考えられますが、**定期的で継続的な冷刺激が**

＊ Tanjaniina Laukkanen, Jari Laukkanen, *Sauna, Keho&Mieli*, Docendo 2020.

＊＊ Pasi Heikura, Pirkko Huttunen, Taina Kinnunen, *Hyinen hurmio: avantouimarin käsikirja*, Edita, 2000.

体組成の免疫システムを強化し、抵抗力を高めた可能性も大いに考えられるそうです。

ところで、冷浴の冷刺激は、脂肪の燃焼を促す体内の褐色脂肪細胞を活発にするので、ダイエット効果があるとしばしば言われます。

このメカニズム自体は事実ですが、実際のところ、**冷刺激に耐えることによるエネルギー消費量は、適度に負荷のある運動をたった数分間するときと変わりません。**

つまり、**決して効率的なダイエット法とは言えませんが、とくに運動をほとんどしない人にとっては、脂肪燃焼の補助的な効果は期待できる**でしょう。

極端な冷浴や温冷交代浴は、このようにたしかにメリットも大きいですが、健康状態によってはリスクを伴うことも忘れてはいけません。

とくに、**心血管系疾患を患っている人にとっては、確実にリスクのほうが大きくなります。**

健康面に不安を抱えている人は、必ずチャレンジ前に医師の診断を仰ぎましょう。

健康な人も、無理せず少しずつ身体を慣らし、極端な温度差の刺激を求めすぎずに、**適度に「心地よい」と思える範囲内**で楽しみましょう。

ここがPOINT!

冷浴がもたらす健康効果

★血液循環をよくし、老廃物の排出や細胞への酸素供給を促す。

★「幸福ホルモン」である「エンドルフィン」を分泌させる。

★痛みを和らげる「コルチゾール」を分泌させる。

★筋肉疲労を緩和し、リフレッシュできる。

★継続していると、風邪を引きにくくなる。

★褐色脂肪を活性化し、脂肪燃焼に多少貢献する。

★冷水の恐怖を克服することによって、「自分は勇敢だ」という自信やレジリエンスが得られる。

サウナの「6大健康効果」まとめ

6大健康効果 1

高血圧を防ぎ、心臓病や脳卒中の疾患・死亡リスクを低減させる効果がある

サウナの熱効果で血管が拡張すると、血流がよくなって血圧も一時的に下がります。このことから、サウナに入る頻度が高い人ほど、高血圧が原因となる、あらゆる心血管疾患で死亡するリスクが大幅に下がることが期待できます。

6大健康効果 2

認知症やアルツハイマー病の発症を予防する

因果関係は依然はっきりしていませんが、少なくとも、日常的にサウナに入る頻度が高い人ほど、中高年での認知症やアルツハイマー病の発症率が低いことは、複数の観察研究で明らかになっています。

6大健康効果 3 リラックス効果による、脳疲労やストレスの軽減

サウナは、日々酷使している脳を休ませるのに最適な空間です。

心身がリラックスすることによって脳疲労が緩和され、自律神経のバランスがとれてストレスが軽減されます。

6大健康効果 4

入浴後に、寝つきのよさや深い睡眠をもたらす

サウナに入ったあとは、「セロトニン」の分泌が活発化するとともに、副交感神経が優位になるので、入眠がしやすく、かつ深い睡眠が得られやすくなります。

入浴直後ではなく、2～3時間後に就寝するのがベストです。

6大健康効果 5

発汗によって、皮膚のバリア機能や保湿力を高める

汗をかくと、肌の浄化や代謝が促されるとともに、乳酸などの保湿成分を含んだ水分結合物質が皮膚膜に多くとどまってバリアを強化し、肌の保湿力を高めてくれます。

さらにストレス軽減効果によって、肌の調子もアップします。

6大健康効果 6

合間の冷浴にも、老廃物の排出や筋肉疲労の緩和などメリット多数

サウナ浴の合間にアイススイミングなどの冷浴を行なうと血液循環がよくなるので、老廃物の排出や筋肉疲労を和らげる効果を得やすくなります。

さらに、風邪を引きにくくなったり、レジリエンスを高めたりする副次効果もあります。

サウナ医学研究が進んだのは、運動嫌いな国民の健康を守るため？

そもそも、ヤリ・ラウッカネン教授やパートナー研究者のタニャニーナ・ラウッカネンが、医学研究者としてサウナ研究に入れ込んだ動機は何だったのでしょう。

それは、もし**サウナ浴に「運動」に取って代わるような健康効果**が発見できれば、どうしても運動を日頃の生活習慣に取り入れられない国民にも、**「何もやらないよりはサウナに入ったほうが健康にいいですよ」**というメッセージを示せる、と考えたからなのだそう。

運動が苦手あるいは嫌いでも、サウナを敬遠するフィンランド人はほとんどいないですから（笑）。

そして実際、彼らは**「サウナが健康にいい」という事実を次々に証明**し、フィンランド人のみならず、世界中の健康意識が高い人の、**サウナ浴モチベーションを上げることに成功**しました。

ちなみに、同程度の時間の「運動」と「サウナ」の習慣がもたらす健康効果を比較すると、

「運動＋サウナ」
＜
「運動のみ」
＜
「サウナのみ」
＜
「どちらもやらない」

という順で、本章で述べたような健康効果を得られることも、わかっています。

サウナ「だけ」で健康になろうとせずに、運動や食生活にも気を使いながら、少しでも長く健康に生きられる生活スタイルを身につけたいですね。

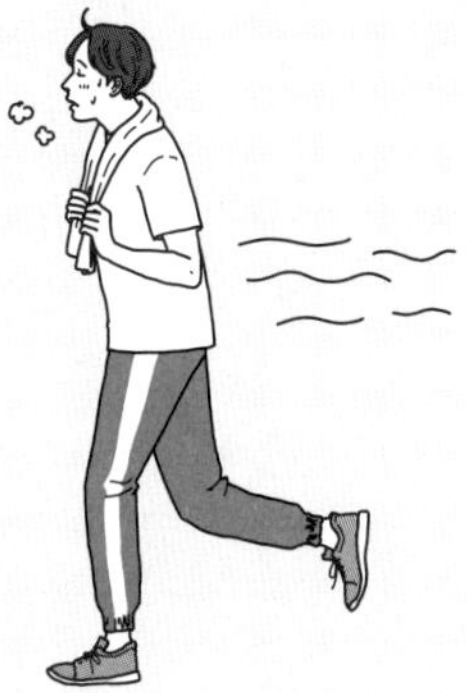

第3章

シンプルだけど奥深い！ サウナでの新習慣！
身体感覚を研ぎ澄まし、
集中力をアップしたい人にすすめる
「サウナフルネス」超実践メソッド

ここまでで、「リラックスできる」「健康体に近づける」という、サウナの素晴らしい基本効果をおわかりいただけたと思います。

本章ではさらに、**サウナ浴を通して心身の感覚をいっそう研ぎ澄ますために習得したい、「サウナフルネス・トレーニング」の実践メソッド**をお伝えします。

サウナフルネスの目的は、**身体の「あらゆる感覚（五感をはじめとする体性感覚）」の特性を理解し、それらすべてを意識的に活用したサウナ体験**を実践することです。

ただ、その方法は**とてもシンプルで、誰でもすぐに取り入れる**ことができます。

「はじめに」でも説明したとおり、**サウナフルネスは「マインドフルネス」にサウナの効果を掛け合わせるという考え方**です。

世界のエグゼクティブも、昨今はサウナでのマインドフルネスを実践しています。

サウナの熱でリラックスしながら身体感覚と向き合う時間は、**思考をクリアにするだけでなく、集中力を高めたり、クリエイティブな発想を呼び起こすきっかけ**になったりもするはずです。

現代人は1日に約50～100回メールチェックを行ない、約150回スマートフォンを触っている？

そもそも、なぜ現代人にサウナフルネスが有効なのでしょうか。

仕事中や余暇を楽しむ間、私たちの聴覚や視覚に訴えてくる外的刺激の量は、睡眠の質の低下、血圧やストレスホルモン値の上昇など、さまざまな形で私たちにダメージを与えます。

とりわけ、刺激の過多によって悪影響を受けるのが、前章でも言及した「脳」です。さまざまな**刺激に対応しつづけようとすると、脳は疲弊してしまう**ことがわかっています。脳を休めないと人間の活動能力は低下し、最悪、活動不能の状態にまで陥ってしまうのです。

それなのに、**現代人は1日に約50～100回メールチェックを行ない、約150回スマートフォンを触っている**とも言われます。

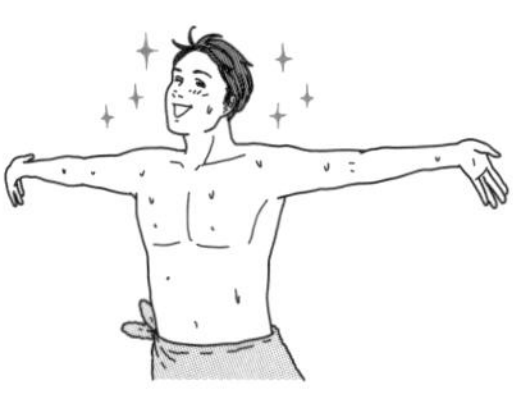

もし８時間の仕事時間中に計２５０回もこうしたデバイスに触っているとなると、**2分弱に1回は作業を中断している計算**になります。

何かを新しく学んだり、思考を働かせたり、人と交流したり、心を落ち着けたりするためには、集中力が必要になります。

ところが、情報過多な日常で、常に何かによって集中力が削がれる状態にあると、集中力自体がなくなり、気づかないうちに思考や感覚が鈍り、新しいアイデアも浮かんでこない……という不毛状態に陥りかねません。

やがて、やりがいを感じている仕事さえもストレスになり、心の落ち着きを維持するのが難しくなってしまいます。

サウナフルネスは、デジタル汚染された現代人に最適なオフライン・セラピー

サウナフルネスは、そのようにデジタル汚染された現代人を救済するのにぴったりな、**究極の「オフライン・セラピー」**です。

人は、**「いま私はここにいる」という意識が強まると、リラックスし、心が落ち着いてくる**ものです。

完全なオフライン環境であるサウナの中で目を閉じると、自分が「いまここにいる」ことを、あらゆる感覚器を通して実感できます。

すると、あれほど活発だった思考力が穏やかになり、自分があらゆる責任感や重圧から解き放たれていくのが感じられます。

また、**クリエイティブな精神状態が築かれ、世界が輝いて見える**ようにさえなるのです。

サウナ上がりに、自分の身も心も爽やかになり、より美しくなれたと感じるのも不思議ではありません。

それは**まるで、自分が生まれ変わったかのような心地**です。

身体が発するメッセージに耳を傾ける「ボディ・アウェアネス」

サウナは、忙しい毎日の中でしばし歩みを止めて、**自分自身に「調子はどう？」と尋ねるのに最適な場所**です。

サウナに入って自問自答する習慣をもつことで、身体への意識を高め、自分自身をより深く理解できるようになります。

自分の身体のメッセージに耳を澄ませることができれば、心も身体も、自然とよりよい状態になれるでしょう。

これを**「ボディ・アウェアネス」（身体意識）**といいます。

現代はさまざまな数値の出るメーターが増え、手首でも心拍や呼吸、睡眠などを計測してくれるスマートウォッチがあります。

しかし、こうしたデータばかりに気をとられていると、自分の「身体の声」を聴く能力が損なわれてしまう可能性があります。

「身体の声」に耳を傾けるには、まずはいったん立ち止まり、落ち着くことが必要です。

また、デジタル汚染の中で自分の内なる感覚に対する意識は薄れていき、忙しさの中で自分自身と向き合うことを忘れがちになります。

身体意識が弱い人ほど、

「自分の人生は幸せなのだろうか？」

「なんとなく不安だなあ、うつなのかもしれない」

などと、漠然と捉えがちです。

ですが、身体意識をもっている人なら、どんな感情がどこから湧いてくるのか、具体的に自身の身体に問いかけることができます。

「疲れているのでは？」「お腹が空いているのでは？」「寒いのでは？」「のどが渇いているのでは？」

など、常に自問する余裕が必要なのです。

充実したサウナ体験には「五感」のすべてが関わっている

私たち人間がもっている「あらゆる感覚」の代表格が「五感」です。

言うまでもなく、五感とは**「視覚」「聴覚」「嗅覚」「触覚」「味覚」**のことです。

そのほかにも、人間には「平衡感覚」「固有感覚」「痛覚」「冷覚」「温覚」などのさまざまな体性感覚が備わっています。

感覚自体は脳で生まれるもので、刺激に対し、それぞれの感覚器を介して反応が起こります。

私たちは、これらの感覚情報を頼りに、自分自身や自分を取り囲む世界について認知していきます。

「美味しいごはんをいただく」「楽しい音楽を聴く」「美しい景色に見とれる」など、多くの心地よい体験は、さまざまな感覚の伝達によってこそ生まれるのです。

そして、**充実したサウナ体験には「五感」のすべてが関わっています**。

周囲の自然世界の色彩や美しさを見つめ、自然の音を聴き、肌で熱を感じ、木の匂いを嗅ぎ、そして体全体で心地よさを味わう――。

さらに、このような**感覚体験の充実度は、自分自身で鍛える**ことができます。

はじめてのサウナ体験はドキドキしたり、恐怖すら感じたりする人もいるでしょう。

サウナで得られる感覚も、はじめのうちは通常より乏しかったり単調だったりするかもしれません。

「あらゆる感覚でサウナを楽しむ」ようになるには、まずサウナ自体に徐々に慣れていくことが大切です。

このため、**サウナ初体験の人は、サウナに精通していて、しかも初心者の反応を見ながらペースを合わせられる人と一緒にサウナに入るといい**でしょう。

サウナガイドを務める人は、急かすことなく、サウナ初心者が自分の心の声に耳を傾けながらサウナを楽しめるよう、導いてあげるようにしましょう。

サウナで感覚を研ぎ澄ますための環境づくり

サウナ浴に向けての準備、つまり「環境づくり」も大切です。

では、あなたのサウナ体験を、感覚を駆使できる、いきいきとした成功体験へと導いてくれるのは、どのような環境でしょう？

まず、**サウナに入る前には、感覚器を休ませておきましょう**。

自然の中へジョギングに行ったりして、あとのサウナ・セッションに備え、**あらゆる感覚器をチューニングしておく**のです。

サウナを温める準備や散歩も、感覚器の調整作業の一部です。前もって精神統一をすることも、充実したサウナ時間にいい効果をもたらします。

十分に感覚器を休める時間がなくても、しばし動きを止めて、目を閉じ、10を数えてみましょう。

忙しさや心配事から、抜け出すことができるのではないでしょうか？

それから、**満腹状態でサウナに入るのは避けましょう**。

サウナの前には軽食程度をとり、５００ミリリットルほどの水をゆっくり飲んでおきます。

そしてバスローブを着れば、準備万端です！

体験の印象をあとに残す最も重要な要素は「スメルスケープ」と「サウンドスケープ」

ところで、フィンランド人のサウナ体験について研究を続けている民族学者のラウラ・セースメリによれば、サウナ体験において、とくに**「スメルスケープ」（嗅覚的観点）と「サウンドスケープ」（聴覚的観点）が、そのときの体験の印象をあとに残す、最も重要な要素となる**[*]のだそうです。

嗅覚や聴覚を重視するサウナ体験では、サウナ室の照度を落とすことが重要です。そこで感じる音や匂いに、より意識を集中させることができるからです。

あるいは、もし視覚も重視する場合、サウナ室内の構成要素だけでなく、窓から素敵な景色が見えるような好立地にサウナがあるかどうかもポイントになります。

＊ Seesmeri, Laura, *Sauno itsellesi menneisyys: kehollisuus osana muisteltua ja esitettyä kokemusta*, Suomen Kansantietouden Tutkijain Seura, 2018.

上質なサウナ時間を演出するアイテム集

それぞれの感覚を刺激し、サウナ時間をもっと充実させるためのアイテムを紹介します。

・美しく清潔な、いい香りのするサウナ
・サイズや素材がサウナ室にマッチした、ロウリュ用の桶と柄杓
・サウナアロマ（できるだけ季節ごとの身近な自然の香りがするもの）
・リネン製の十分な大きさのタオル（リネンは薄手で軽く、吸水性も速乾性もあるので、サウナと最も相性のよいタオル素材です！）
・サウナ枕（サウナで寝転ぶときに首筋を支えるため）
・十分な大きさのやわらかい身体拭き用タオル
・夏は通気性のよいリネン生地、冬は厚手のタオル生地など、季節に応じた素材のバスローブ
・サウナ室と外気浴の場所を行き来するための、フェルト製スリッパ（なければビーチサンダル）

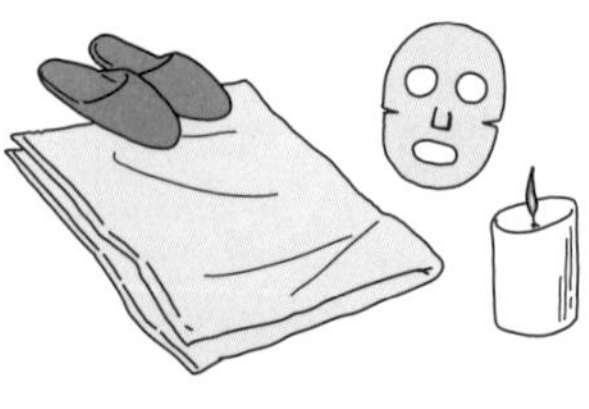

- サウナ室を灯すためのキャンドル
- 外気浴の間に手を伸ばせる飲み水や軽食
- お気に入りのスクラブやフェイスマスク
- できるだけ自然由来の成分でつくられたシャンプーやソープ類
- いいサウナ友達
- サウナ上がりにゆったりくつろげるリビングルームや休憩室
- 湖などひと泳ぎできる立地環境や、軒先に設置できるホットタブ（フィンランドでは「パルユ（palju）」と呼ばれ、一軒家の庭先などに置く）
- サウナ上がりの美味しいマイ・サウナドリンク（たとえばフィンランドでメジャーなビールなど）

思考をリセットし、五感をさらに研ぎ澄ます！
感覚器別「サウナフルネス・トレーニング」

次に、五感をはじめとする感覚ごとに、その特性や、意識を向ける対象の見つけ方、サウナの中でできる具体的なトレーニング法を紹介しましょう。

①視覚　視線の対象を定めて、目を離さず見つめつづける

人間の全感覚器による情報入力のうち約80％は「視覚」からくるものだとも言われます。

私たちは、視覚のおかげで、たえずたくさんの情報を取り扱うことができるのです。

サウナ室は（本場フィンランドではとくに）往々にして薄暗く、そこで目を閉じることで、ほかの感覚が自然と研ぎ澄まされるものです。

ですが、サウナでもしっかり目を開き、次のようなメソッドによって**サウナ体験に「新しい見方」を取り入れてみましょう。**

▼視覚トレーニング

サウナ室では、たとえば次のような対象に意識的に目をやって、自分はどう感じるかをじっくり自問自答してみましょう。

○部屋全体の照度はちょうどいいですか？　暗すぎないでしょうか？
○照明や、キャンドルの明かりの効果はどうでしょう？
○サウナベンチの木の板はどんな色彩や木目をしていますか？
○薪ストーブ、それとも電気ストーブ？　石がどれくらい積んでありますか？
○薪ストーブの炎は、どんなふうにゆらめいていますか？
○窓からはどんな景色が見えますか？

【応用編】視覚と集中力をさらに鍛えるサウナフルネス・メソッド

❶サウナでリラックスした姿勢をとる

サウナに合わせて、最適な姿勢をとる

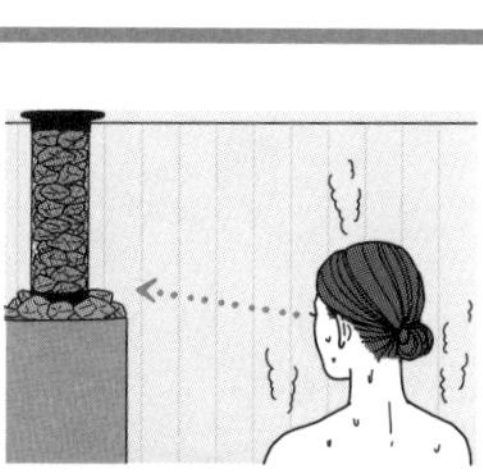

❷自分のペースで、穏やかな呼吸をする
鼻から息を吸って口から吐く

❸どこに視線を定めるかを決めて、ある1点に視線と意識を移す
ストーブ、窓やそこからの風景、あるいはサウナ室の美しい木肌など

❹対象をじっくり観察する必要はない
目をリラックスさせ、物体を視覚的アンカー（刺激）としてぼんやり見つめつつ、
心は内観に集中する

❺視線が逸れてしまっても、すぐ同じ対象に視線を戻すようにする

❻自分のペースで、落ち着いて呼吸をする

❼❶～❻を好きなだけ続ける

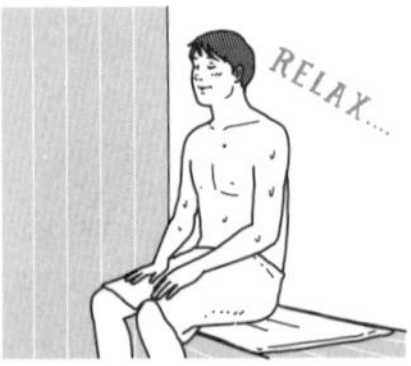

⑧最後に目を閉じて深呼吸をし、トレーニングを終える

②聴覚　雑音を遮断し、自然やロウリュの音に耳をそばだてる

「聴覚」はさまざまな音を受け入れ、音の高さや強さを聞き分けて、何から、そしてどの方向から音が聞こえてくるのかを特定します。

聴覚のおかげで、人間は周囲で起こっている物事の情報を得ることができます。

サウナという環境では、機械音や電子音のような耳障りな音は何も聞こえてきません。もし、可能な環境にあるサウナなら、自然の音に耳を傾けてみましょう。

サウナ浴のサウンドスケープとして、必ずしも音楽は必要ではありませんが、他方で**音楽には、さまざまな健康効果がある**ことも証明されています。

ともあれ、すべての人が音楽に対して同じ反応を示すわけではありません。

誰かとのサウナ浴の際には、相手がどんな雰囲気づくりを望んでいるのかも考えましょう。

たとえば更衣室に、日常からいったん離れて、このあとのサウナ体験へと心身を調整できるような、ヒーリングミュージックを流してみるのはどうでしょうか。

逆にサウナの中にまで、本当に音楽は必要でしょうか？

ロウリュができるサウナ室ならば、その「ジューッ……」という音に耳を傾けるのがいちばんではないでしょうか。

▼聴覚トレーニング

サウナ室では、たとえば次のような対象に意識的に耳を傾け、自分はどう感じるかをじっくり自問自答してみましょう。

○薪が燃焼する間、どんな音が聴こえますか？
○ロウリュの音はどのように聴こえますか？
○水道やシャワーから、森の夕立の雨音や、雨粒が滴るのに似た音が聴こえてきませんか？

○周囲の自然環境から、風や木々のざわめき、鳥のさえずり、水のせせらぎやしぶきの音は聴こえてきませんか？

○もし、あなたがサウナでヴィヒタ（44、246ページ参照）を使っているなら、葉が皮膚にあたる瞬間どんな音を立てていますか？

【応用編】聴覚と集中力をさらに鍛えるサウナフルネス・メソッド

❶ラクな姿勢をとり、目を閉じる

❷まずゆっくりと深呼吸をする

❸自分の胃や肺の動きを感じることに意識を集中させる

❹次に、周囲から聴こえてくる音に意識を傾ける

❺その音たちを、自分の耳を通してしっかり聴き分ける

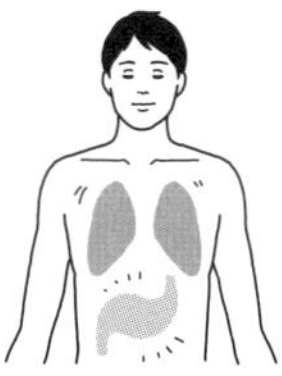

❻ある音から別の音へと、意識を自在に移動させる
❼数分間、周囲の音を聴きつづけることだけに集中する

③嗅覚 匂いとリンクした過去の記憶を呼び起こす

「嗅覚」は、人間が吸い込む空気や、口にする食べ物の質についての情報を知らせてくれます。

人は過去の経験を通して、さまざまな匂いを嗅ぎ分けたり、匂いの元を特定したりできるようになります。

匂いは鼻から脳へと伝わります。

また、匂いと呼吸は本質的につながっており、普段はよほど気にとまらない限り、周囲の匂いに対してとくに関心をもちません。

一方で、**匂いは快・不快の感情のほかに、私たちの過去の記憶を強く呼び起こす特性**

があります。また、はじめて体験する強烈な感覚は、そこでの匂いと相まって脳に永久に刻み込まれます。

人それぞれの好みや体験があるからこそ、香りや匂いの感じ方は千差万別です。

サウナ浴はあらゆる感覚器による知覚体験ですが、とりわけ嗅覚を通じて、快感だけでなく過去のさまざまなサウナ体験や、遠い幼少期の記憶が蘇ってきたりもします。嗅覚は私たちの全身とつながり、時に感情や不随意な身体反応にまで深く影響を及ぼすこともあるのです。

▼嗅覚トレーニング

サウナ室では、次のような匂いを嗅ぎ分け、自分はどう感じるかをじっくり自問自答してみましょう。

○サウナの中は、どのような匂いがしていますか？　清潔な匂いですか？

○ロウリュ用の水に、今日はどんなアロマを使っていますか？　どんな印象や効果をもたらしていますか？

○サウナ室の木材からは、何の木の香りがしているかわかりますか？　松、白樺、それともセイヨウネズでしょうか？

○薪ストーブの薪は、どんな匂いを発しながら燃えていますか？

○外気浴の間に、外の世界からどんな匂いがしてきますか？　秋の到来の香り？　春の訪れを告げる花の香り？　それとも冬の霜の香り？

【応用編】サウナ浴前の森林浴とセットで行なう、自然世界での嗅覚トレーニング

フィンランドの国土の75％近くを覆っている「森」は、心身を落ち着かせるだけでなく、自然のパワーや生命力を取り入れるのに最適な場所でもあります。

森を歩くうちに、ストレスが軽減する一方で、自然との一体感が強まり、あらゆる感覚器が自然世界へと溶け込んでいきます。

また、森では私たちの肌や呼吸器、腸などの器官に微生物が取り込まれ、それが免疫システムにいい影響を与えて健康を促進するという研究もあります*。

さらに森の中をしばらく裸足で歩くと、平衡感覚が養われ血行もよくなります。

ここでは、サウナ前に心を調律するための「森林浴」の間に行なう、自然世界を相手にした嗅覚トレーニング・メソッドを紹介します。

❶まずは20分間、何も考えず森の中を歩いてみる
周囲の景色を眺めてゆったりと歩き、森の癒やし効果を、嗅覚だけでなく五感全体で感じ取る

❷嗅覚に意識を集中し、自然世界の香りを包括的に嗅ぐ

❸苔を手にとり、その匂いを嗅いでみる

❹松の木を見つけたら、樹脂を探し、その匂いを嗅いでみる

❺白樺の葉を手にとり、こすってみて、白樺の香りを嗅ぐ

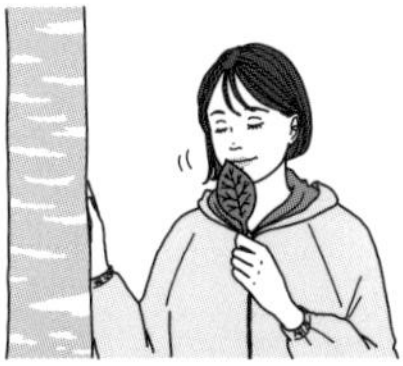

* Jukka Lyytinen, Antti Reini, *Metsä: hyvää mieltä ja rentoa oloa luonnosta*, Like, 2018.

⑥周囲の植物それぞれの香りの違いを嗅ぎ分ける
刈りたての草の匂い、道端のハーブの匂い、干し草畑の匂いなど

フィンランド・サウナ ミニ知識 3

さまざまな香りを楽しみ、リラックス！嗅覚も研ぎ澄まされる「ロウリュ用アロマ」

フィンランド人は「薪サウナ」と「電気サウナ」は別物と考えます。

電気で温めるサウナストーブからは、薪ストーブのような薪や炎由来の自然の匂いがしないからです。

ただ幸いなことに、ロウリュ用の水に何らかの香りを足すことで、**電気サウナでも「一味違った嗅覚体験」をもたらす**ことができます。

ロウリュのための打ち水は、古くからさまざまなハーブや植物の枝葉で香り

づけされてきました。

今日では既成のアロマ液を垂らすのが一般的になりましたが、その目的はいまも昔も同じ。**蒸気を通じてサウナ全体にいい香りを漂わせ、リラックス効果を高める**ことです。

ただし、**香りに対する好みや反応にはかなり個人差があります**。

だからこそ、まずは自身でいろいろ試してみるのがいいのです（もちろん、アロマを使わなくても、サウナでは十分リラックスできます！）。

フィンランド人は、ロウリュ用アロマなしでサウナ本来の香りを楽しむ人が多いです。

アロマを使用するときは、白樺、ユーカリ、松、タール、セイヨウネズ、ハーブ、はちみつなど、自然や森の香りのするものが人気です。

野草などを使ってアロマを自作したり、ヴィヒタの葉束を水出しして直接ストーブにかけたりする人もいます。

海外ではフィンランド以上にロウリュ用アロマの使用が普及しており、オレンジやグレープフルーツのような、ユニークな香りのアロマも登場しました。

④触覚 まずは裸でサウナに入って素肌の感度を高める

私たちは「触覚」によって肌に触れるあらゆるものを知覚します。

人間の触覚というのは、**皮膚、筋肉、腱、関節に散在して情報を神経に伝達する、さまざまな「感覚細胞の総称」**です。

感覚細胞は、触刺激だけでなく、身体のあらゆる姿勢や動きの情報を皮膚に伝えます。

フィンランド人は、何らかの事情がない限り、いつも裸でサウナに入ります。

そのほうが、**サウナ浴中の素肌の「感度」**が高まるからです。

サウナの中では、潤って感度が高くなった肌をさまざまなアイテムでマッサージすることで、リラックス効果が上がります。

熱でしっかり温めた石を使った「かっさマッサージ」は、何千年も前から東洋医学でも行なわれてきた方法で、フィンランド・サウナでもポピュラーな施術です。

▼触覚トレーニング

サウナ室では、皮膚を介して次のような素材や環境を自分はどう感じるか、じっくり自問自答してみましょう。

○現在の温度や湿度を、肌はどう感じていますか？
○汗が、身体のどこからどんどん出てきているかを感じられますか？
○ストーブから噴き出したロウリュは、どんなふうに室内をめぐっているでしょうか？
○ロウリュの熱がじんわり降下してくるのを、どこの肌がどのように受け止めているでしょうか？
○ベンチの木材やベンチマット、タオルやバスローブはどんな肌触りですか？
○床は滑りやすいですか？　暖かさはどうですか？
○ロウリュ用の桶の形や重さ、掛け水の温度はどのように感じられますか？

⑤味覚　サウナ後にほかの感覚と連動して感度が上がる

あらゆる感覚が研ぎ澄まされたサウナ体験のあとには、当然「味覚」も敏感になっています。

サウナのあとに何を食べても美味しく感じるのはこのためです。

「食体験」は、味覚と嗅覚の融合によって生み出されます。匂いのシグナルは味に影響を及ぼしますし、逆もまたしかりです。

味覚は嗅覚と密接な関係にあり、嗅覚との相互作用なしには、人間は異なる味を正確に識別することができません。

また、**味覚も嗅覚と同様に、過去の強い情動を呼び起こします。**

サウナ前にもし何か胃に入れるなら、入浴中に気分が悪くならないよう、**満腹感を感じない程度**にとどめておきましょう。

また、サウナ中（外気浴中など）につまめる、ちょっとした軽食を用意しておけば、クールダウンしながら贅沢な時間を過ごせます。

▼味覚トレーニング

○サウナに入る人たちが喜ぶような、サウナ浴中につまめる軽食を考えて用意してみましょう。たとえば、彩りの鮮やかな美味しいフルーツやナッツ類はどうでしょうか？

○サウナ中やサウナ上がりにぴったりな飲み物は何でしょうか？　真水の代わりに、レモンやハーブで香りづけしたフレーバーウォーターはどうでしょう？　それとも温かいフレーバーティーとか？

〈おすすめフレーバーウォーターのレシピ〉

飲料水のピッチャーに、生きゅうりのスライスとミントの葉を入れてしばらく置けば完成。

日本では珍しいかもしれませんが、フィンランドではフレーバーウォーターや美容ケアに、きゅうりを使うのはとても一般的です。きゅうりには、β-カロテン、ビ

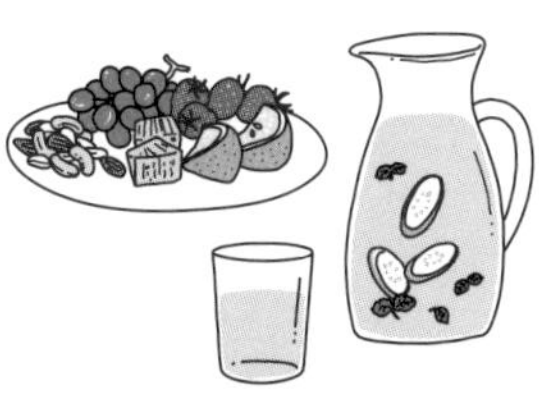

タミンK、Cが含まれ、フレッシュなミントがそこに爽快感を与えてくれます。

フィンランド「サウナ飯」の定番&トレンドメニューは?

日本でも、サウナの合間やサウナ後の楽しみのひとつとなっている通称**「サ飯」**ですが、**フィンランドではもともと「食事もサウナ体験の一部」**として楽しまれてきました。

そもそもひと昔前のフィンランドでは、サウナのあとの食事準備もサウナの中で、つまりサウナストーブの熱で行なっていました。そうすることで、食事の準備にかかる燃料やエネルギーを節約していたのです。

今日では、サウナ後の食事の準備は、庭のグリルスペースや暖炉を使って行なうのが一般的です。

でき上がった食事の味をただ楽しむだけではなく、**「食べ物の準備のプロセスも楽しむ」というのがフィンランド人の発想**です。

「マッカラ」と呼ばれる極太のグリルソーセージは、サウナ上がりの最もポピュラーな食べ物です。

以前は、マッカラをアルミホイルで包み、サウナ浴の間サウナストーブの石の上に置いて、あるいは金網の上にのせて焼いていました。

現在では、長い木の棒などに刺して、ストーブの火や焚き火で回転させながらじっくりと炙り、焼けたら特製のマスタードをたっぷりつけて食べるのが定番です。

サウナ食のトレンドには、世界的な「食のトレンド」も流れ込んできています。

とくに昨今は、「地産地消食」やヘルシーな「野菜中心食」が人気です。

いずれにしても、**サウナ食には、手にとりやすく軽めのものが好まれるので、手軽につまめる「サウナタパス」がおすすめ**です。

サウナタパスは、**スペインのタパスから着想を得た、サウナ浴中につまみやすいフィンガーフード全般**のことです。エネルギー、水分、塩分バランスに気を使い、自由に生地やトッピングを考えます。

たとえば、ライ麦パンのピースに、さまざまなチーズ、ベリー、サーモンな

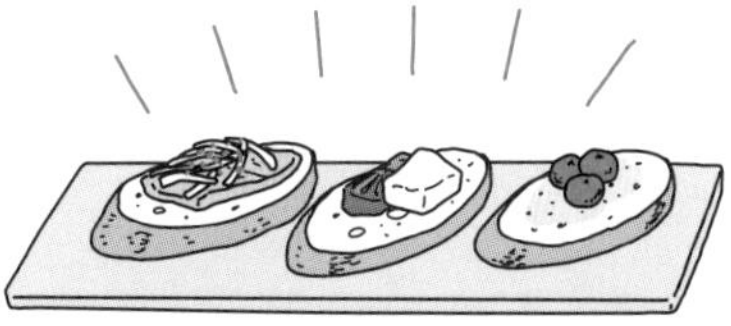

どをトッピングすると、フィンランドらしいタパスができ上がります。

⑥その他の感覚

人間は、五感に加えて、

「平衡感覚」（重力の変化に対応してバランスを保つ感覚）

「固有感覚」（身体の位置や動き、力の入れ具合を感じる感覚）

「痛覚」（痛いと感じる感覚）

「冷覚」（冷たいと感じる感覚）

「温覚」（温度上昇を感じる感覚）

など、まだまだほかの体性感覚も備えています。

平衡感覚や固有感覚が敏感でシームレスに身体を動かせる人は、常に置かれた環境との関係性の中で自身を認識できるようになります。

また、さまざまな温度感覚や痛覚は、自分のいまいる環境の特性や変化を機敏に察知する手伝いをします。

▼その他の感覚トレーニング

○ここまで伝授してきた五感のトレーニングを、さまざまな姿勢や体勢で試してみましょう。何か感じ方は変わりますか？

○着座姿勢と（もしスペースが十分あるなら）寝転びながらのサウナ浴とでは、感じ方はどう違うでしょうか？

○サウナの中で目をつぶって、指で鼻の先など、どこか特定の場所に触れることはできますか？　また、足の指をいろいろな方向へ自在に動かせますか？

○凝っている筋肉があれば、サウナの熱やストレッチを通じて、その筋肉が徐々に緩んできているかどうかを、意識して感じてみましょう。

○熱いサウナで冷水を浴びたり、濡れタオルを肌に当てたりしてみると、どんなふうに感じますか？

○サウナ前とサウナ後とで、自分の体内にどのような変化を自覚できますか？

普段なんとなく熱に耐えているだけのサウナ浴の間も、このように**自分の身体の感覚にいろいろ問いかけつづけることで、思考がクリアになり、知らず知らずのうちに集中力も高まっていく**ことでしょう。

ぜひ試して、習慣化してみてください。

第4章

全身メンテナンスで、身も心も生まれ変わる！サウナでできる「ストレッチ＆スキンケア」を一挙紹介

サウナは、日々の疲労回復にも美容ケアにも最適な空間！

本章では、サウナ浴と同時にできる、軽いストレッチやスキンケアのメソッドを紹介していきます。

サウナは、筋肉のメンテナンスやリラクセーション、運動後のリカバリーにも最適な場所だと言えます。

サウナの中で軽く身体をほぐすと、発汗作用や代謝がさらに促され、疲れがとれるだけでなく、健康や美容にも抜群の効果を発揮するのです。

とくに**運動後のサウナ浴**は、トレーニングと同じくらい重要とされる、**身体のメンテナンスの効果**を高めてくれます。

ジョギングをしてからサウナに入る、いわゆる**「サウナラン」**は、サウナの楽しみ方として、フィンランド以外でも実践者が増えています。

運動やトレーニングにはしばしば痛みやうずきが伴いますが、**サウナの熱は筋肉の緊**

張を弛緩させ、身体がリラックスするのを助けてくれます。

さらに、サウナでは血行がよくなり代謝が上がるため、乳酸など老廃物の排出も活発になり、それが**筋肉痛の回避や緩和につながる**のです。

また、アイススイミングや、真水のシャワーを浴びたりする冷浴全般も、欧米で「コールドセラピー」とも呼ばれるように、疲労回復の効果が得られます（100ページ参照）。

冷浴は、それ単独でやるのは勇気がいりますが、サウナ浴とセットなら挑戦もしやすいでしょう。

このように、**サウナ浴と冷浴は、ともにトレーニング後の筋肉の痛みを軽減する有効な手段のひとつ**だと言えるのです。

全身の筋肉を解きほぐす！サウナでの「疲労ケア法」

❶サウナでの筋肉疲労ケアのためには、まずサウナベンチに仰向けに寝そべります。頭にサウナ枕を敷いてもいいでしょう。両腕は腰の横に置いて、ひざは曲げて立てます。

❷次に頭を軽く持ち上げて、あごを胸のほうに少し引き寄せます。首筋を伸ばしながら、目をつぶってしばしリラックスします。

❸その後、身体の各部位に感覚を集中させながら、全身の筋肉を1箇所ずつほぐしていきます。

★ポイント

筋肉をほぐす間、呼吸は、徐々に深呼吸の深度を上げるつもりで。ゆっくり長く空気を吸い込み、身体が空っぽになるまで息を吐きつづけましょう。

サウナの熱は、ヨガやストレッチの効能も高める

低温サウナは「ストレッチを行なう場」としても非常に優れています。温められた筋肉は、温まっていない状態の筋肉よりも容易かつ安全に伸縮させることができます。

「最近、身体の動きが鈍いな……」と感じているなら、サウナでストレッチを始めてみてはいかがでしょうか。

リラックスや集中力を促してくれるサウナでのストレッチは、身体だけでなく、心にも作用すると言えます。

また、ヨガとサウナ浴を組み合わせた**「サウナヨガ」**も、とても相性がいいのでおすすめです。

適度な熱は身体の弾性を高め、ヨガやピラティスの動きによる効能も上がります。さらに、サウナの穏やかな熱と静けさに、ヨガのシンプルな体位が組み合わさると、リラックス効果も助長されます。

世界的トレンドであるヨガやピラティスを、自宅のサウナで、あるいは知らない人同士が集う公衆サウナの中で行なうのは、フィンランド人らしい発想とも言えます。

なお、サウナでのストレッチやヨガは、**約50度の室温**で、ベンチに座って行ないます。

また、体調に合わせて無理をせず行なうことが大切です。

サウナはジムではなく、あくまでリラックスする場所であることを忘れずに。

「サウナ×ストレッチ」をおすすめする2つの理由

❶筋肉の疲労回復を助け、運動後のメンテナンス効果を上げる

サウナは、運動後の筋肉痛の緩和や疲労回復のケアに向いた環境です。

サウナベンチに座る前に何かしら運動をしておけば、サウナの恩恵を最大限に享受することができます。

❷心身ともにリラックスしながら、健康促進のための趣味を継続できる

サウナにおける熱の効果と静寂な環境は、ヨガ、ピラティスなどの健康補助的な

趣味を行なう時間や場としても向いています。
また、アイススイミングなどの冷浴も、サウナと一緒ならトライしやすく、継続すれば免疫やストレス耐性を高めてくれます。

心身ともにほぐれる！　最高にリフレッシュできる！「サウナストレッチ」のメソッド集

サウナストレッチは、身体の姿勢筋を強化し、背骨をケアし、さらに心もリフレッシュします。

ここで紹介するのは、ピラティスやヨガのメソッドをベースとした動きで、日々の疲労回復や運動後のリカバリーを目的とするものが中心です。

低温サウナの優しい熱の中で、誰でも短時間で簡単に行なうことができるものばかりです。

また、「公衆サウナでのストレッチは、ほかのお客さんに迷惑なのでは？」と懸念する人もいるでしょう。ここでは**日本のサウナ室の事情を踏まえて、大きく身体を動かしたり、場所をとったりしないものを中心に紹介**します。

最近では、日本国内でもソロサウナやカップルや家族単位で入れるプライベートサウナが増えてきています。

施設環境に合わせて、できそうな動きからぜひトライしてみてください。

それでは、具体的なストレッチのメソッドを紹介していきましょう。

まずは全身リラックス！
サウナストレッチの超基本「全身弛緩エクササイズ」

❶ラクな姿勢で座ります（壁と背中の間にサウナ枕を挟んでもいいでしょう）。

❷数回、息を吸ったり吐いたりして、呼吸に意識を向けます。自分のペースを保って呼

吸をしましょう。

❸顔や頭をリラックスさせます。額、まぶた、頬、あご、口、舌、のどの順番に、意識的に余計な力を抜いていきます。

❹首筋、首回り、肩をリラックスさせます。肩の力を抜いてだらんと下に落とします。

❺腕と手の力も抜きましょう。上腕、前腕、手を指先までリラックスさせます。

❻背中の筋肉を、上部から順に弛緩させます。

❼骨盤、腹部、胸部をリラックスさせます。

❽お尻、太もも、ふくらはぎ、足裏の力を抜きます。

★数分間、全身の力が抜けた状態を維持します。身体のどこかに再び力が入っているのに気づいたら、その部分にゆったり意識を移し、再び力を抜きます。

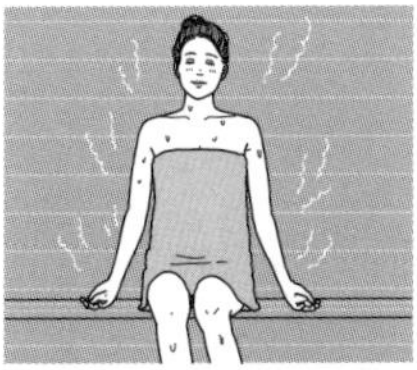

ストレス解消にも効く！

背中と体幹を整え、疲れた身体をリセットする「サウナピラティス」

姿勢の矯正や背骨のケアが中心となる「サウナピラティス」では、上半身を優しく曲げたりひねったりして、背中の筋肉を伸ばします。

座り仕事やハードなトレーニングで背中に負担がかかっている人に最適で、大きな動きは必要ありません。**ストレス解消法としてもおすすめ**です。

✔ サウナピラティスの「基本姿勢＋3つのポーズ」

基本姿勢と呼吸集中法

❶壁にもたれずにベンチに腰掛けます。足は腰幅程度に開き、足裏は地面にしっかりつけて、つま先は正面に向けます。これが、サウナピラティスやサウナヨガの基本姿勢になります。

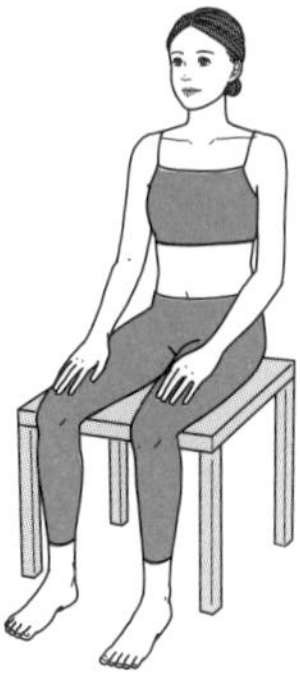

❷背筋を伸ばし、肩の力を抜きます。体重が両座骨に均等にかかっているのを感じましょう。

❸肋骨が広がるのを感じながら、鼻からゆっくりと息を吸います。

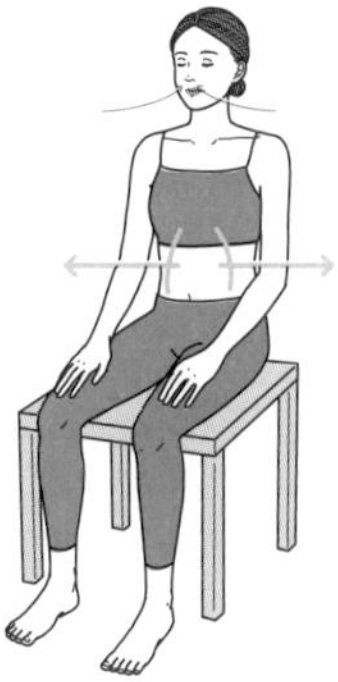

❹肋骨が縮まっていくのに合わせて、口から息を吐きます。
鼻から吸って口から吐く呼吸法を不自然に感じるなら、ここでも、あとのほかの動作でも、自由に呼吸してください。大事なのは、息を吸うときに胸を横に広げるのに集中することです。

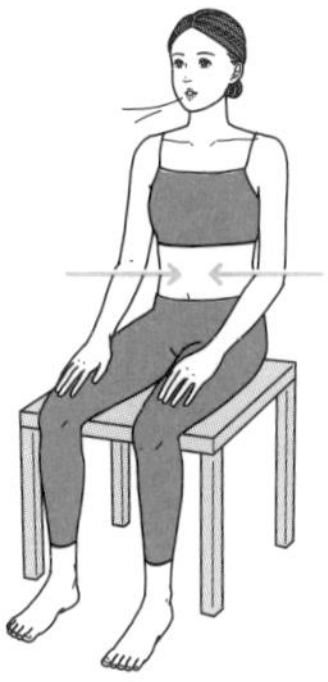

★これを3〜5回繰り返します。

背中を丸めるリラックスポーズ

❶基本姿勢でサウナベンチに座ります。

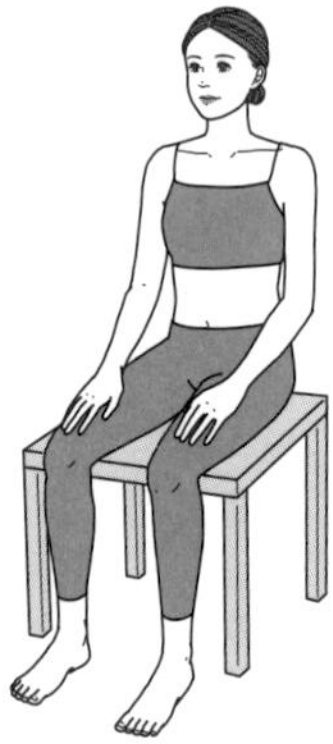

❷両手を背中の後ろに回して軽く組み、手首や前腕、ひじの力を抜きます。

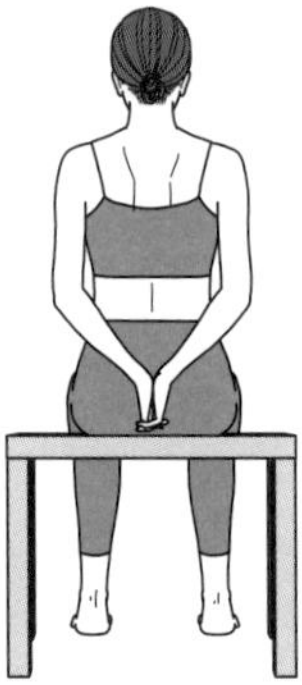

❸あごを引き、首筋の力を抜いて、手を組んだままゆっくり腕を持ち上げながら、尾てい骨から首筋まで背中全体を丸めていきます。

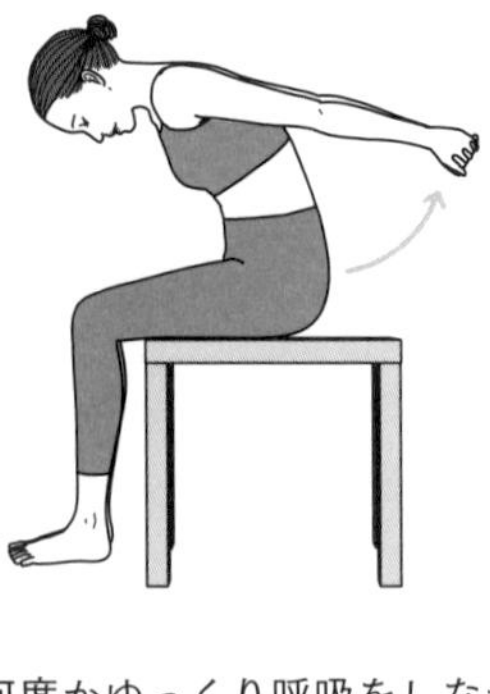

❹もっとアッパーバック（背中の上部）を伸ばしたければ、背中を軽く持ち上げ、肩甲骨を互いに少し引き離すようにします。

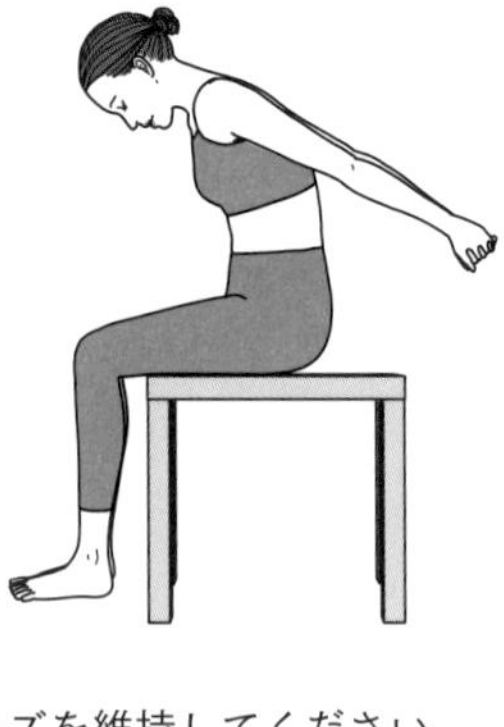

❺何度かゆっくり呼吸をしながらポーズを維持してください。
★これを何度か繰り返します。

アッパーバックロール

❶基本姿勢でサウナベンチに座ります。両手を太ももの上に置き、腕はリラックスさせます。背筋を伸ばして、腹筋を支える着座姿勢を維持します。

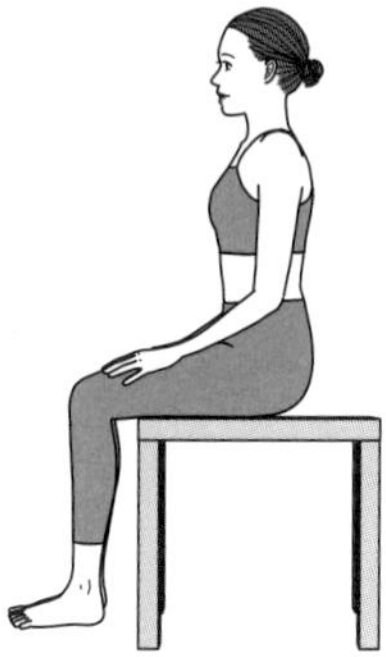

❷息を吸いながら、さらに背中を伸ばします。息を吐きながらあごを引き、背中の上部の椎骨を1本ずつ丸めていきます。再び息を吸いながら、その姿勢をキープします。

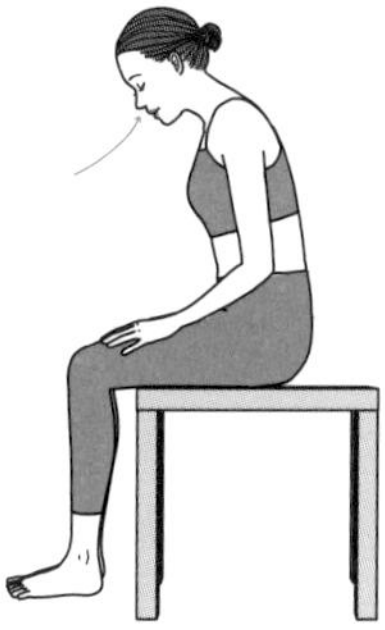

❸次に息を吐きながら、丸めていた背骨を元の位置に戻していきます。動作中は、常に両方の座骨に均等に体重がかかっていることを意識します。

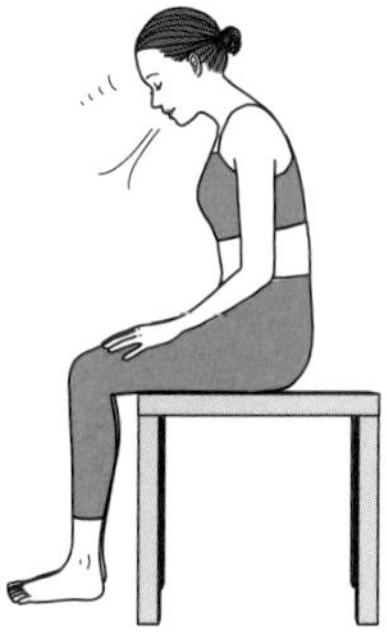

★これを4〜6回繰り返します。

❺息を吸いながら、背中を伸ばします。
→息を吐きながら、顔は正面に向けたまま上半身を右に側屈します。
→息を吸いながら、上半身を元の位置に戻します。
→息を吐きながら、顔は正面に向けたまま上半身を左に側屈します。
→息を吸いながら、上半身を元の位置に戻します。

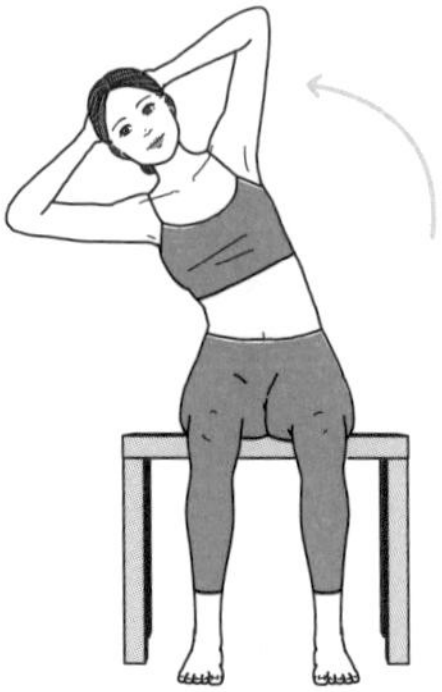

❻次に、息を吐きながら、開いたままの左腕が右ひざより外側に来るまで動かし、背骨を右にねじります。息を吸いながら、上半身を元の位置に戻します。

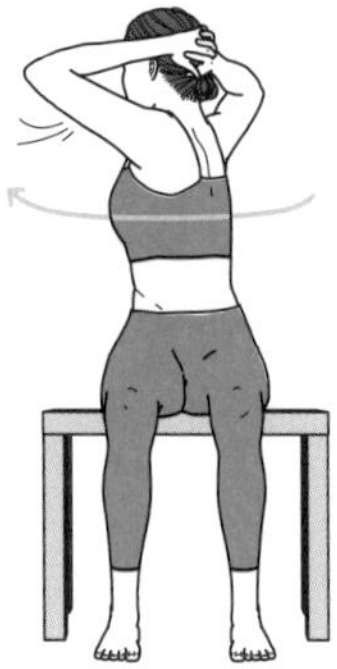

❼息を吐きながら、開いたままの右腕が左ひざより外側に来るまで動かし、背骨を左にねじります。息を吸いながら、上半身を元の位置に戻します。

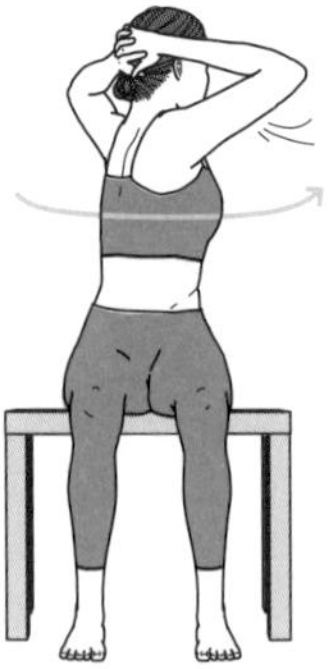

★このセットを3〜5回繰り返します。

背骨の屈伸とねじり

❶基本姿勢でサウナベンチに座ります。

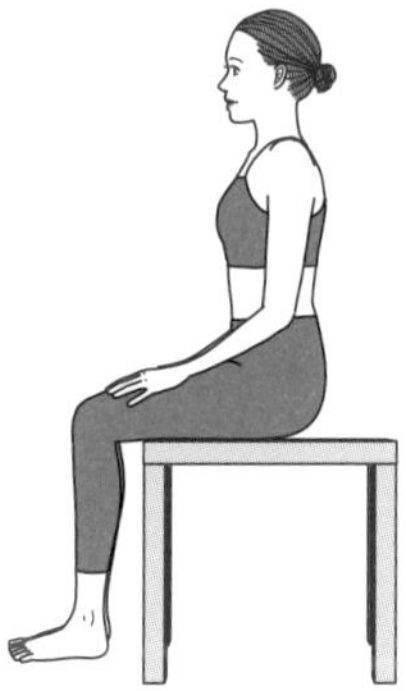

❷両手を後頭部にあて、指を軽く組みます。

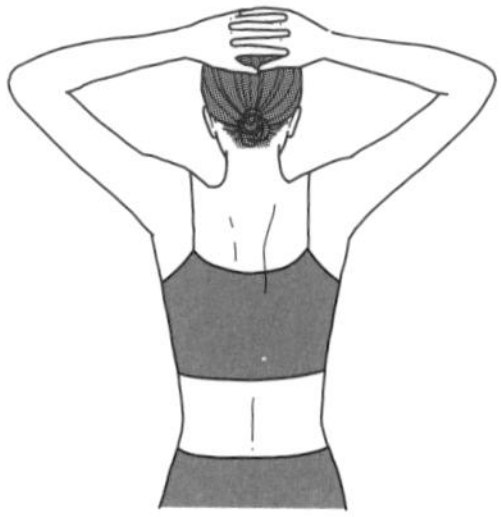

❸両ひじの高さが、耳と一直線になるくらいまで開きます。背骨の延長線上に頭がくるよう背筋を伸ばします。

❹後頭部を手のひらで軽く押し、以後の動作中も同じ感覚を保つようにします。常に肩の力を抜き、背筋を伸ばすよう心がけましょう。

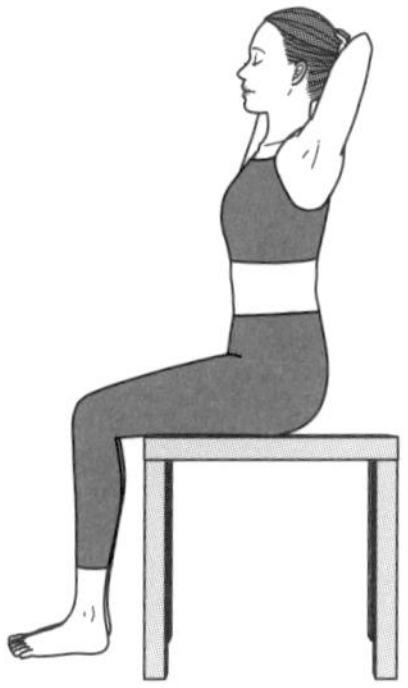

身体の柔軟性を高め、集中力も強化できる！

硬くなった筋肉をサウナの熱で伸ばす「サウナヨガ」

「サウナヨガ」はヨガをベースにした簡単な動きで、**リラックス効果と体幹強化の両方を得られます。**

適度な熱が、ゆったりとした動きの効果をアップさせ、身体の柔軟性を高めます。硬くなった関節や筋肉、背骨も弛緩しやすくなります。これらの運動は、身体だけでなく集中力も鍛えられます。

✓ サウナヨガ「4つのポーズ」

サウナ・ターン

効果　ひねりの動きによって背骨の可動性が高まり、肋骨付近や背中の筋肉が弛緩します。また、骨盤や背中のポジションも正されます。

❶背筋を伸ばし、サウナピラティスと同じ基本姿勢で座ります。

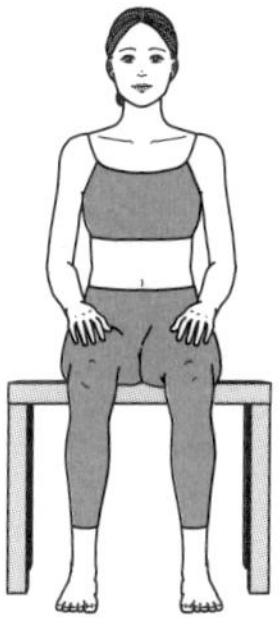

❷左ひじを、宙に浮かせたまま右太ももの上部か外側までひねり、指先を右肩に当てます。

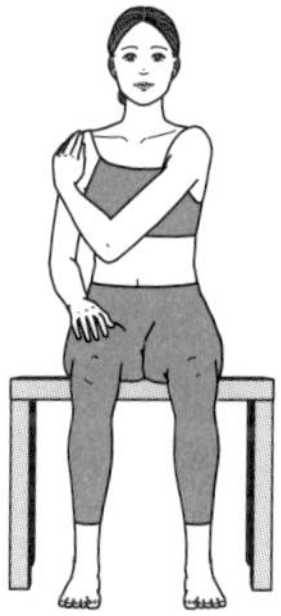

❸右手は右ももの外側に添わせます。息を吸いながら、腰をまっすぐに伸ばします。

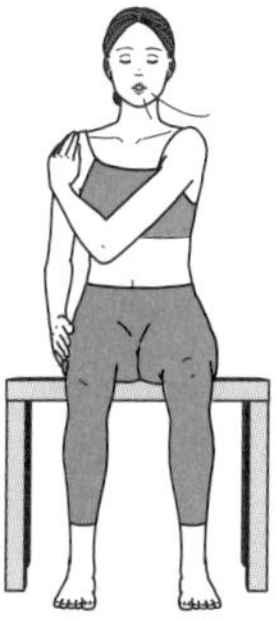

❹息を吐くのに合わせて背骨をひねり、左を見ます。
両座骨に均等に体重がかかり、両ひざが同じライン上にあることを確認します。数回ゆっくり呼吸をして、その姿勢を保ちます。

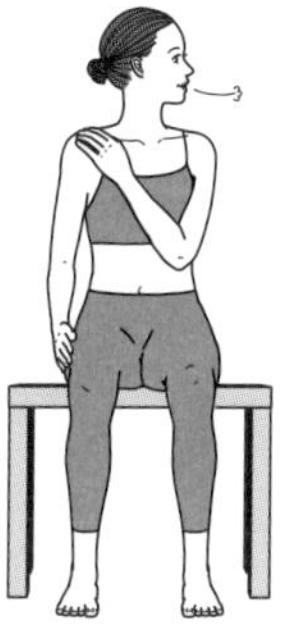

❺動きを強めたい場合は、左右の手のひらを合わせて背中を伸ばし、息を吐くたびにひねりを大きくしていきます。
❻反対側でもひねりを繰り返し、しばらく休んでから、もう一度両側で繰り返します。

❹背筋を伸ばし、両ひじ関節を曲げて、
手の甲を合わせましょう。

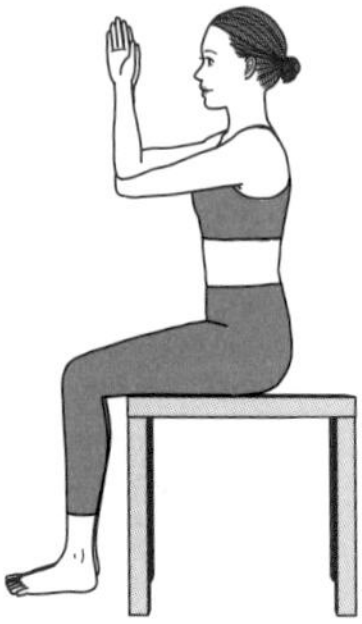

❺息を吸いながら背中をぐっと伸ばし、ひじを上に上げて視線を指先に向けます。

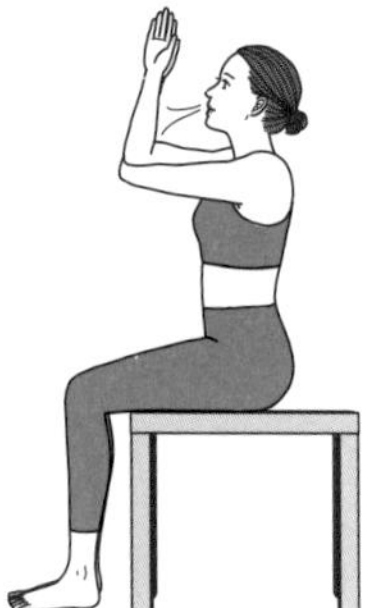

❻息を吐きながら、ひじを胸に引き寄せ、あごを胸のほうに引いて背中の上部を丸めます。

❼呼吸を一定にし、腕や視線の上下運動をそれに合わせるように行ないます。

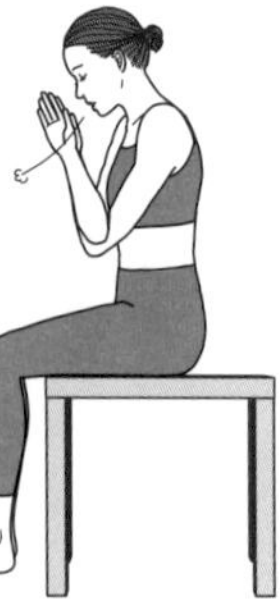

❽左手を下にして行なったあとで、右手を下にして同様に行ないます。
★このセットを3～5回繰り返します。

サウナ・イーグル

効果　肩のあたりの筋肉のストレッチになり、胸郭の可動性が上がります。

❶基本姿勢で座ります。

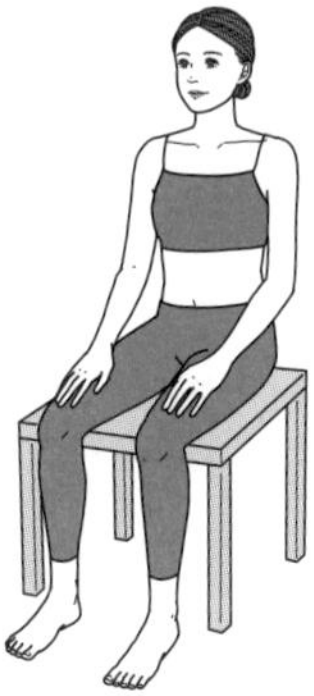

❷両座骨をややベンチに押し付け、背筋を伸ばして、軽く腹筋に力をかけます。

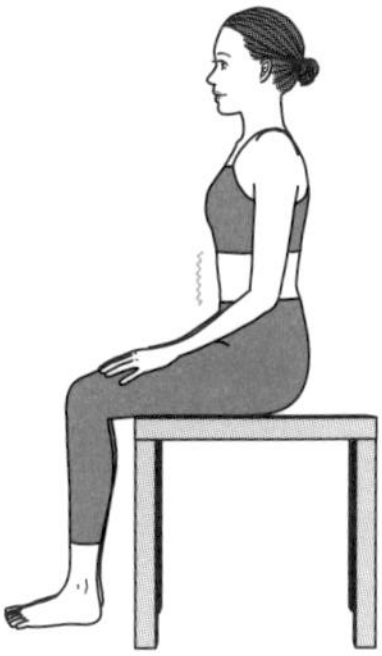

❸両手を上体の前方に上げ、両腕を関節で組み、骨盤から前方へと傾けます。

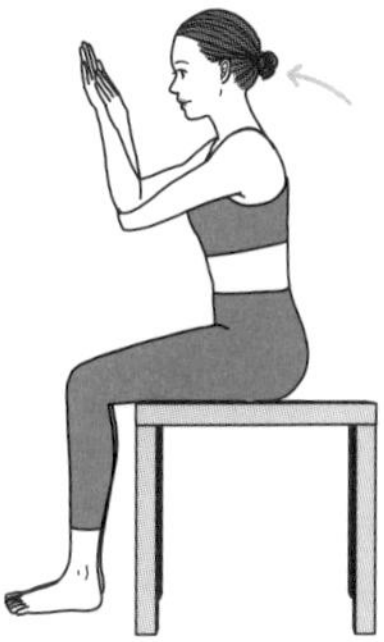

サウナ・スクリュー

効果 背中の下部の筋肉のストレッチになり、背骨の可動性がよくなります。

❶基本姿勢で座り、肩の力を抜きます。手を合わせて、親指を胸骨につけましょう。腹筋に軽く力を入れます。

❷息を吸いながら背中を伸ばし、息を吐きながら脊柱を斜め右下にひねります。

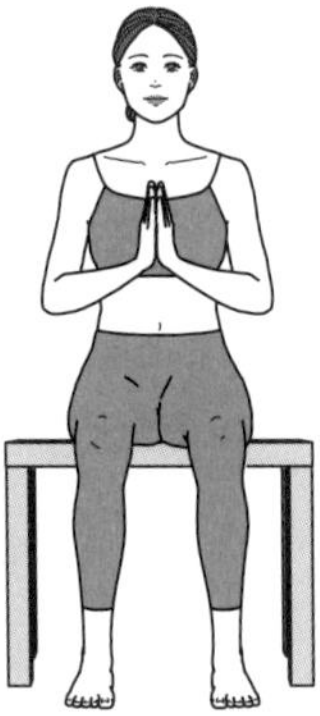

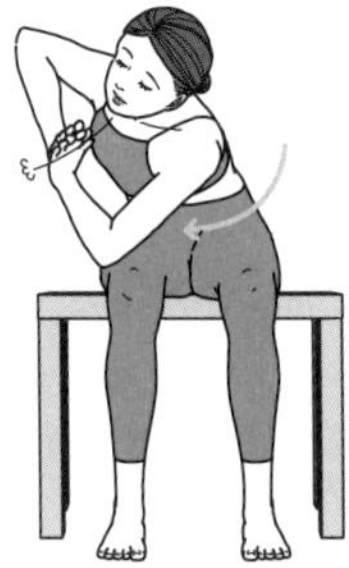

❸次に息を吸いながら、前に向き戻ります。
息を吐きながら、今度は斜め左下にひねります。座骨はベンチにつけたままにし、足も動かさないようにしましょう。

❹背筋を伸ばし、腹筋に力をかけ、基本姿勢に戻ります。

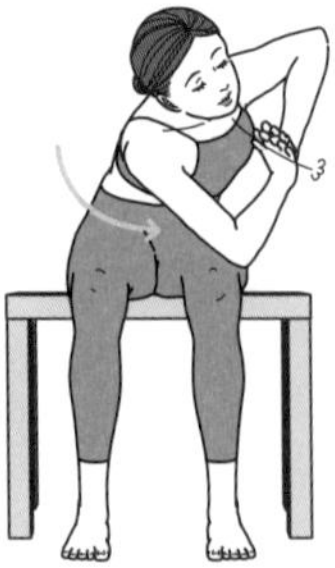

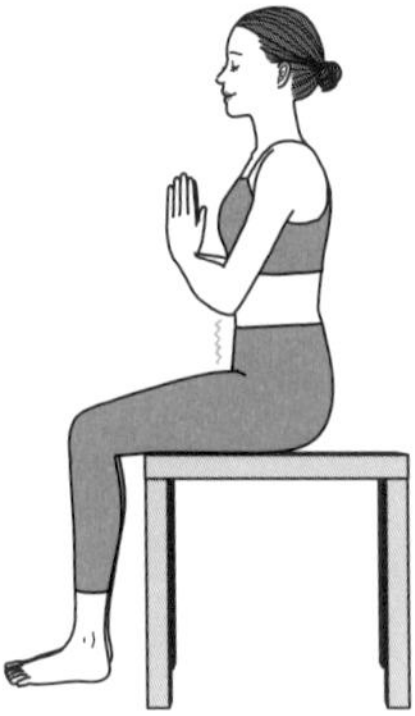

★これを片方ずつ4〜6回行ないます。

サウナ・ヨギー

効果 脊椎や股関節の可動性を上げるとともに、背中下部の筋肉のストレッチになります。

❶基本姿勢で座り、右足を上げて、足首を曲げた状態で左ひざの上にのせます。

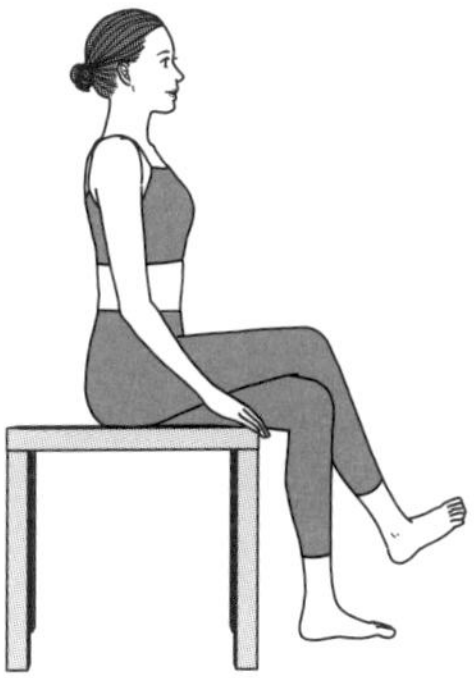

❷腕を胸骨の前で組みましょう。左足首とひざが一直線上にあり、両尻が均一にベンチについているのを確認します。

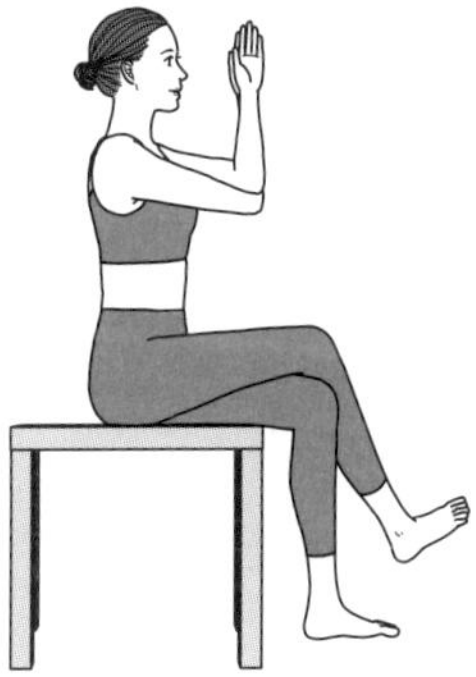

❸息を吸いながら背中を伸ばし、腹筋に軽く力を入れて、背筋をまっすぐ伸ばしながら上体を前に下げていきます。

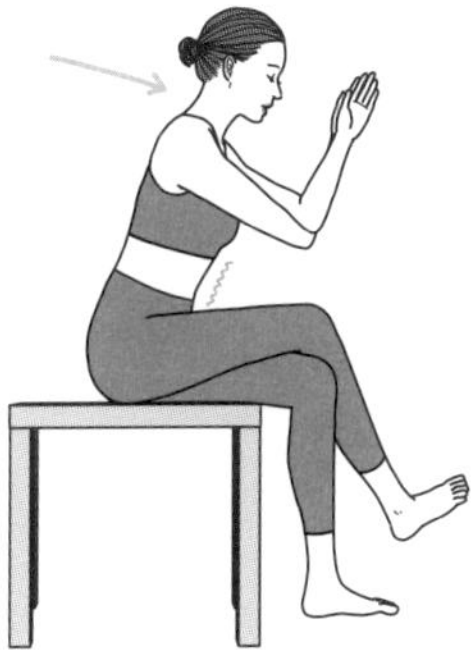

❹そして息を吐きながら背中を丸めた状態で上に起こします。手と足を反対に組みなおし、❶〜❹を同様に行ないます。

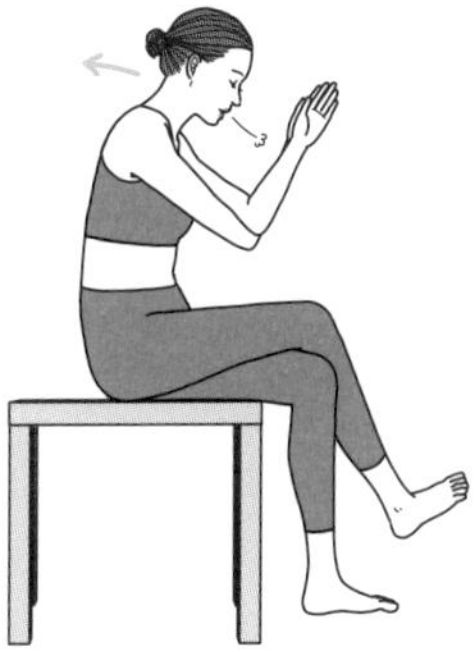

★これを3〜5回繰り返します。

誰もが10歳若見え!?
美容効果が格段にアップする「サウナスキンケア」

サウナは皮膚の血管を拡張し、頬をバラ色にします。そして身体をリラックスさせ、心地よい気分をもたらしてくれます。

頬が赤く染まり、健康的でリラックスしている人は美しく見えます。

フィンランドの長い冬は、乾燥した冷たい空気のせいで皮膚がカサカサになり、肌にとっては厳しい季節です。

一方、日の照りつづけている夏も肌にとっては刺激が強く、多くの人が日焼けを気にしています。

また、生活スタイルはすぐ肌にあらわれます。

たとえば、「睡眠不足」や「塩分過多の食生活」は細胞組織を疲弊させ、腫れぼったく見せてしまうものです。

サウナ浴はすべての人にとってのビューティーサロンです。
世界中の人が何百年以上もの間、浴室で汗をかき、身体をきれいにしてきたのです。
「汗が健康や美容にいい」という考えは、決していまに始まったことではありません。

サウナでは、フェイスマスクや足湯などを併せてやってみてもいいですが、**そもそも、穏やかな蒸気や湿潤なサウナ室それ自体が、すでに美容ケアの一部**なのです。

また、サウナの温度が上がりすぎると、フェイスマスクなどのケア用品を温めすぎて、その水分を蒸発させてしまうこともあります。

サウナ室は、熱すぎず湿潤なのが理想的なので、適度な頻度でサウナストーブに薪をくべるようにしましょう。

普段の印象に差がつく！
3ステップで行なう「サウナスキンケア」のコツ

サウナの美肌効果を最大限に発揮させるため、**「①サウナ前」「②サウナ中」「③サウナ**

後」それぞれに実践するべき、スキンケアのコツをお伝えします。

ごくシンプルなことばかりですが、これを行なうことで、**サウナから出たあとに、より若々しい印象を与えます**。

ぜひ男性も行なってみてください。

STEP1
サウナ前：水分補給とメイク落とし

- サウナ浴の前には、十分な水分補給をしておきましょう。少なくとも、コップ2杯分の水は飲んでおきます。
- **メイクをしている人はサウナに入る前にメイクを落とし、洗顔を終えておきます**。敏感肌にも対応した、天然成分の多い石鹸の使用をおすすめします。化粧をしたままだと、皮膚が呼吸できず、サウナの効果できれいになることができません。

STEP2
サウナ中：美容グッズの力も借りながら、とにかく「サウナ浴を楽しむ!」

・あなたが心地よいと感じるままにサウナを出入りし、合間には冷浴や外気浴など、適宜クールダウンを取り入れましょう。

・定期的な水分補給を忘れないようにしましょう。サウナは心拍数を上げ、発汗作用でたくさんの水分を体外に出してしまいます。**フレッシュな水を継続的に飲むことで、発汗しながらも体内の水分量を保つ**ことができます。

・ロウリュの合間には、きれいに洗った顔にフェイスマスクをすると、蒸気の作用で美容効果が高まります。

STEP3
サウナ後：心地よさの余韻に浸りつつ、保湿ケアも忘れずに

・全身をよく洗い流します。**ホットシャワーは、サウナで上昇した心拍を落ち着け、体**

と心をきれいにする仕上げをしてくれます。

・バスローブかバスタオルに身を包んで、もうしばらくサウナの外に腰をおろしましょう。サウナがもたらすリラックス気分を存分に味わってください。

・リフレッシュ効果のある飲み物や食べ物を補給しましょう。

・肌によいサウナのあとも、さらに肌の手入れを。

サウナ後は**肌が水分を欲しているので、全身を保湿ケア**します。顔には念入りに美容液と保湿クリームを塗ります。

ロウリュのおかげで潤った肌は、より美しく健康的に、いきいきと艶感が増して見えることでしょう！

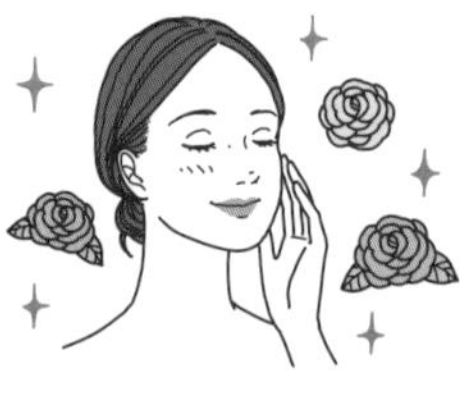

第5章

「自家用車よりサウナの数のほうが多い!?」「遠赤外線サウナはサウナと呼ばない!?」……etc.
フィンランド人が熱く解説する、本場のサウナをディープに知るための雑学集

私たちフィンランド人は、**幼少期に人生最初のサウナ体験**をします。

この伝統は世代を越えて受け継がれてきたもので、たいていの場合、**自宅でサウナ浴のハウツーを習得し、幼いころからの生活習慣となる**のです。

フィンランド人にとって、家のサウナは一年中いつでも好きなときにくつろげる、自分と家族だけの愛おしい浴室です。

私も子どものころからずっと、サウナはいつでも家族全員の輪の中で入るものでした。

本章では、世界中から**「サウナの本場」**と注目される**フィンランドのサウナカルチャー**について、深く掘り下げていきます。

フィンランド人にとって、サウナとはどんな存在なのか。そして、フィンランド・サウナの特徴やその魅力、不可欠な構成要素、どんな場所にどんなタイプのサウナがあるのかなどについて、詳しくお話ししましょう。

誰もが、自分流のサウナの入り方や活用法をもっている

当然ですが、フィンランドでは年中サウナに入ります。

サウナに入らなかったクリスマスや夏至祭[*]は、記憶にありません。

もしそのような祝日に海外に出ていたとしても、私たちはホテルやスパ施設でサウナを探します。

そして、**フィンランド人が1週間の海外旅行から帰ってきたら、まずサウナストーブのスイッチを入れ、サウナに駆け込みます。**


また、**誰もが、自分流のサウナの入り方や活用法をもっています。**

学生パーティーや職場での親睦会も、サウナで始まるか、サウナで締めます。

私は、結婚式でも最後は参列者たちと一緒にサウナを楽しみました。

きちんとセットされたヘアメイクやドレスのことも忘れて、私たちは明け方までサウナでパーティーを続け、忘れられない結婚式となりました。

このサウナ・マインドは、何千年もの間、フィンランド人に受け継がれてきました。

＊　6月の夏至近くの祭。「太陽が最も長く輝く日のお祝い」とされ、夏至祭の週末後から夏の休暇に入る人も多い。クリスマスと夏至祭はフィンランド国民の二大行事。

サウナ浴への飽くなき情熱は、私たちフィンランド人のゲノムに組み込まれたもので、もはやそれを捨て去ることは困難なのです。

サウナについてわざわざ言葉で語る時間は長くなくても、サウナという日常習慣はいまもほぼ変わらず受け継がれつづけていると信じています。

✔ 自宅にサウナは当たり前、国内のサウナ総数は自家用車超え

長年、私はサウナについて、外国人からのさまざまな質問に答えつづけてきました（フィンランド人である限り、その人は否応なしに「サウナ浴の専門家」とみなされるのです）。

若いころ、イギリスやスペインにいたときには、しょっちゅうサウナに関する質問を受けていました。

「なぜそんなに熱い部屋に入るの？」「その意義は？」「息苦しくない？」「みんな裸で一緒に入るの？」などなど……。

とくによく聞かれるのが、**「フィンランドには自宅にサウナがあるって本当？」**という質問。

正直に言うと、そんなことわざわざ考えたこともなかったです。

それくらい、サウナはフィンランド人にとって身近な存在なのです。**昔住んでいた35平米のアパートにもサウナがありました**が、それを贅沢だとか特別だとか思ったことはありませんでした。

フィンランドには３００万を超えるサウナがあり、その数は自家用車よりも多いと推定されています。

その中には、自宅サウナやコテージサウナから、ホテルのサウナ、旅行者向けの素晴らしいサウナ体験スポットまで、実に多種多様なサウナが含まれます。

この事実は、私たちフィンランド人の知名度を上げるのにも一役買っています。

約90%の人が、少なくとも週に1回サウナに入る

調査によると、**現代のフィンランド人の約90%が少なくとも週に1回サウナに入っています。**

ところが、国内にあるはずのサウナの多くは、街を歩いていてもあまり見かけることはありません。

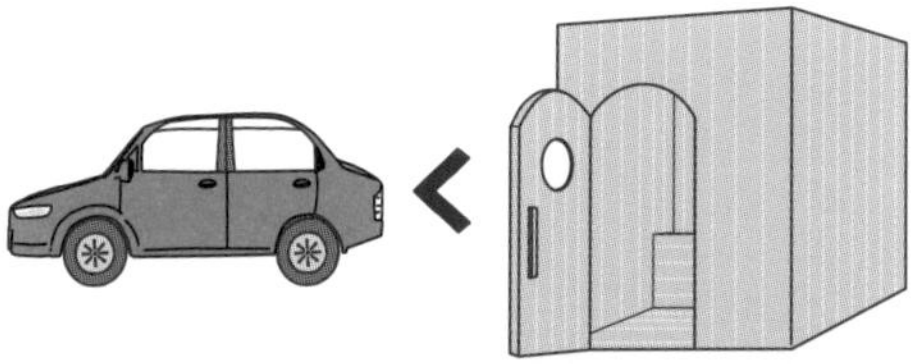

なぜなら、それらの大半は**「自家用サウナ」**または**「コテージサウナ」**（２４０ページ参照）だからです。

自宅にサウナをもたないフィンランド人は、**アパートの共同サウナ**や、**スイミングプールやスパ施設にあるサウナ**、**公衆サウナ**などに定期的に足を運びます。

群島にも、国立公園にも、ゴルフクラブにも、イベント会場にも、オフィスや学校にも、刑務所にも、サウナはあります。

昨今、公衆サウナの文化が再び大きく盛り上がっているのも不思議なことではありません。カフェやレストランのように、誰もが使える公共の場として、公衆サウナは貴重な存在です。

２０１０年代以降は、カフェやレストランと融合したモダンな公衆サウナも次々につくられています。

これらの事実からも、**サウナはフィンランドのあらゆる場所に存在し、フィンランド人の生活習慣やアイデンティティの重要な一部である**ということが、おわかりいただけるでしょう。

フィンランド公衆サウナの衰退と再興のヒストリー

フィンランド・サウナ史の初期段階においては、サウナはおもに田舎や地方のもので、混浴だったと考えられ、とりわけ村の男たちの仕事後に利用されていました。

農業中心の文化において、**サウナは人びとの衛生や健康をつかさどる重要な場所だった**のです。

19世紀に首都がヘルシンキに移転し、都市開発が進んで移住者が増えてくると、市民のために**「公衆サウナ」**という営業施設がつくられるようになりました。

当時はまだ、サウナといえば**「スモークサウナ」**（241ページ参照）や「薪サウナ」しかなく、都心や集合住宅では、火災の恐れがある自宅サウナをつくることができなかったからです。

公衆サウナの黄金期は、1940年代後半（第二次世界大戦後）でした。

ところが、電気サウナストーブの出現によって、**1950年代には自宅サウナが都会の集合住宅にも浸透**していきます。

はじめは建物内に共同サウナが生まれ、その後、世帯ごとにもサウナがつくられるようになりました。

当然ながら、自宅でサウナ浴ができるようになった都市民は公衆サウナから足が遠のくようになり、1950年ごろにはヘルシンキ市内に120軒以上あったとされる公衆サウナは、2000年代の初めには、たった3軒にまで減ってしまいました。

ところが現在、**フィンランドのサウナ文化は新しい時代を迎えています**。

人びとは、より広くて気持ちのいいサウナや社交の時間を求めて、自宅サウナがありながらも、公共のサウナにも再び積極的に入るようになったのです。

この風潮を受けて、2010年代以降は、おしゃれなレストランやバーを併設したサウナなど、若者受けするような公衆サウナも各街につくられるようになりました。

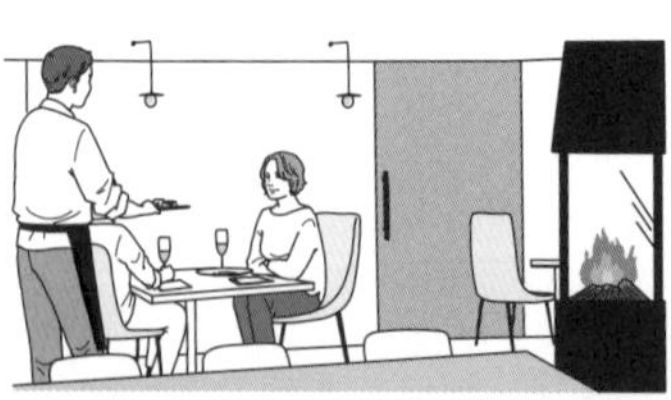

始まりはなんと中世！「サウナ師」という職業

今日では珍しくなりましたが、フィンランドには「サウノッタヤ（サウナ師）」という職業があり、その起源は中世までさかのぼります。

かつてのサウナ師は、サウナの火入れを行ない、入浴者の代わりに桶やヴィヒタ、サウナハットなど必要な入浴用具を揃え、さらに洗髪、散髪、髭剃りなど、入浴者の身だしなみを整えてあげるのも仕事のうちでした。

サウナが十分に温まって入浴できる状態になると、サウナ師は角笛を鳴らして知らせていたそうです。

また、サウナ師の中には、真空状態にしたカップ（伝統的には鹿などの角）を肌に吸着させて、老廃物を肌表面に浮き出させる「カッピング（吸い玉）療法」という施術を行なう人もいました。

今日では「サウナ師」と言えば、サウナ中や前後に何らかのマッサージや美容ケア、ヴィヒタを使ったウィスキング施術（濡らした植物の葉束で全身をたたいたりさすったりする施術）、サウナで古い歌や詩を唱える伝統的なセレモニーなどを行なえる人たち全般を指します。

きちんと研修を積んだ人だけが、プロのカッピング療法師やマッサージ師として活動をしています。

プロのサウナ師は、**「サウナセラピスト」**と呼ばれることもあり、フィンランドにはいまでも実習の場があります。実習では、たとえばさまざまなケア、ハーブ、ウィスキング法、そして何よりも安全管理について見識を深めます。

昨今は、サウナ師の力を借りず、サウナでセルフケアを行なうフィンランド人のほうがずっと多いでしょう。

ですが、たとえばもし、ハーブがアレルギー反応を引き起こすといった例外的な状況においても、専門的に立ち振るまえるのは研修を積んだ人だけなのです。

サウナの中では「万人が平等」！ サウナで生まれる「世界平和」

フィンランド・サウナは「平等性が宿った場所」だと言われます。

お金持ちも貧しい人も、経済状況に関係なく、誰でも同じサウナに入って一緒に楽しむことが許されるのです。

肩書も国籍も、サウナベンチの上では何の意味もなしません。

なぜなら、**サウナの中では「万人が平等」**であるからです。

サウナの中では、文字どおり、誰もが身も心も裸になります。

フィンランドの歴代大統領は、外国の来賓をサウナに招いて裸になり、肩書を取り去った平等思想のもとで、大事な決定をしてきました。

外国人にとっては、裸になることにためらいがあるかもしれません。

しかしフィンランドには、**「サウナ浴はすべての人ができるだけ心地よく行なうべき」**

という考え方があるので、脱衣するかどうかについても厳格にはこだわりません。たとえば、バスタオルを巻いてサウナに入ってもいいのです。

アメリカのバラク・オバマ元大統領は、２０１８年にとある起業家セミナーに登壇するためにフィンランドを訪れました。

オバマ氏は、講演の中で何度もフィンランドのサウナについて話題にしました。

彼はその場で、**「サウナはリラックスできて対話が増え、互いを理解し合える場。世界中にもっとサウナやサウナ浴を楽しむ人が増えればいいのに」**という考えを示したのです。

サウナはもはや、**「世界平和を生み出す場」**のひとつと言えるのではないでしょうか。

✔ サウナは他者との交流がスムーズにいく「最高の社交場」

フィンランド・サウナは、ありのままの自分と向き合う場であり、ありのままの他人と向き合う場でもあります。

つまりサウナは、あらゆる欠点もひっくるめて、誰もが本来の自分自身でいられる、類《たぐい》まれな場のひとつなのです。

「サウナにはひとりで入りたい」という人も多いですが、一方で**サウナ浴は社交的な行為**でもあります。**サウナの中では、バラバラな背景をもった人の集団が、一緒に同じ行為をする**のですから。

だからサウナ浴は、集団の中で個人がリラックスする場でありながらも、まるで**何かの社交イベントや試合観戦で居合わせた人とともに、勝利を祝うときのような一体感**ももたらしてくれます。

また、企業の親睦会やミーティングも、フィンランド・サウナで行なうことによって、よい成果を得られることがあります。

サウナは、時に難解な交渉をゴールへと導きます。

公衆サウナなどでのサウナ浴は、公共の場で社交を楽しみながら、身体をきれいにしリラックスすることを、同時にかなえてくれる体験です。社交とリラックスは、幸福度を上げる要素でもあります。

また不思議なことに、**サウナベンチの上では、見知らぬ人とでも自然に会話できてしまいます。**

フィンランド人は普段は寡黙な民族ですが、サウナベンチでは饒舌になり、日々の喜びや悲しみを簡単に分かち合えると言われています。

ひとりではなく、誰かと一緒に楽しめるというサウナの社交性が、昨今の公衆サウナの人気の理由のひとつとも考えられます。

サウナでの他者との交流は、そのサウナ体験が成功だったと思えるかどうかを左右する、**最も大事な要素のひとつ**です。

サウナ自体が「可もなく不可もなく」だったとしても、そこでの交流が、そのサウナ体験を５つ星級にすることだってあるのです。

✔ 他国でも増えつづける「フィンランド・サウナ」は何かが違う？

世界に目をやると、サウナはおもに独立した営業施設か、ジムやホテル、スパ施設に備わっており、**世界全体で約１７００万ある**とも推定されます。

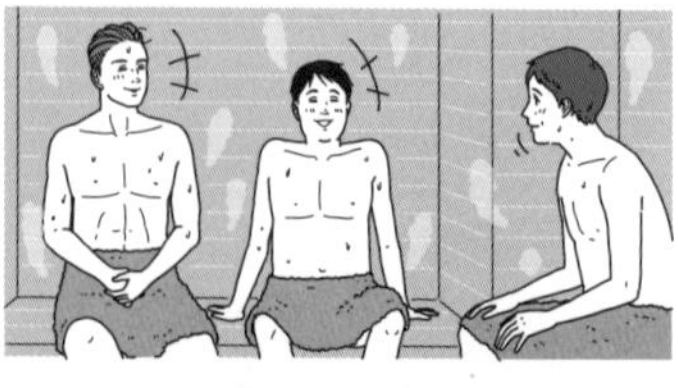

ある国際的なコンサルティング企業のレポートでは、フィンランド以外のサウナ大国として、ロシア、ドイツ、スウェーデンがあげられています。

これらの国とフィンランドのサウナ数を合算すると、**グローバルなサウナ・スパ市場の約45%**を占めていると推測されます。

それらを除くと、**世界中のサウナの約19%が残りのヨーロッパに、約15%が日本を含むアジアや太平洋地域に、約9%が北米に、約5%が中東に、約7%がその他の地域に存在**しているようです。

しかしながら**国外では、「フィンランド・サウナ」と名のつくサウナのほとんどは、実際にフィンランドで体験できるサウナとは異なったもの**になってしまっています。

「フィンランド・サウナ」と表に書かれたサウナは世界中にたくさんありますが、そのドアを開けると、フィンランドでサウナを体験したことのある人なら、実際のフィンランド・サウナとはだいぶ別物であることに気づきます。

サウナストーブの上のストーンが足りていなかったり、サウナが熱すぎたり、通気性が不十分だったり……。

そのうえ、ロウリュ用のバケツや柄杓が見当たらない、つまり、**ストーブに水をかけてはいけない**ことも多いのです。

これでは残念ながら、**フィンランド・サウナに対する国際的なイメージが歪められてしまっている**と言わざるを得ません。

幸運にもサウナの評判は、依然としてよい方向に向かいつづけてはいるのですが。

遠赤外線サウナを認めたがらないフィンランド人

また、**「遠赤外線サウナ」はまったく新しいタイプのサウナであり、フィンランド人に言わせれば「サウナ風」の空間**です。

遠赤外線サウナでは、伝統的な方法でサウナ室を温めるのではなく、遠赤外線の放射によって加温を行ないます。

市場には、伝統的なサウナストーブと遠赤外線とを組み合わせた、いわゆる「ハイブリッドサウナ」も出回っています。

ともあれ**フィンランド人は、このようなストーブをもたないタイプのサウナを「サウナ」とは呼びたがらない**傾向があります。

それはやはり**「ロウリュ」こそがフィンランド・サウナの要**だからです。

サウナは、何よりもまず**物理的に「良質なサウナ体験のための諸条件」**を**備えた空間**でなければいけません。

建築基準を満たし、断熱性や、湿気や水分に対しての十分な耐久性がありながらも、同時に換気がきちんと行なえる建材や設備が、サウナには求められます。

そのうえで、本物のフィンランド・サウナ体験には、ほかにどのような要素が不可欠になってくるのでしょうか。次に述べていきます。

✓ 真のフィンランド・サウナに必須な「3つのエッセンス」とは

3つのエッセンス 1

フィンランド・サウナ体験に不可欠な4要素「石」「水」「木」「火」

フィンランドでのサウナ体験においては、サウナ室の空間設備のほかにも重視される要素がいくつかあります。

たとえば、**「生きた火」「周囲の景観」「水の存在感」**なども、サウナの雰囲気や印象づくりに貢献します。

とりわけフィンランド・サウナ体験に欠かせないのが、**4つの自然のエレメント「石」「水」「木」「火」**です。

サウナストーブには**「石」**が、ロウリュを行なう用具には**「水」**が、室内には**「木」**でできたサウナベンチがあります。

薪焚きのサウナであれば、そこに**「火」**の存在も加わります。

フィンランド・サウナ体験に不可欠な4要素について、さらに詳しく見ていきましょう。

石 キウアス（サウナストーブ）

フィンランド・サウナの中心は、紛れもなく「キウアス」（サウナストーブ）です。

これは、いわば**サウナの「心臓」**であり**「魂」**です。

キウアスを選ぶ際には、サウナ室の容積（床面積×高さ）を考慮する必要があります（キウアスの機種ごとに、設置するサウナ室の容積目安が定められています）。

また、サウナの床素材も、キウアスの選定に影響します。

キウアスの熱源の定番は、薪焚きか電気です。ペレット燃料やバイオガスを使うエコロジータイプもあります。

キウアスの上部には、**ロウリュを行なうために不可欠な「石」が積まれます。**

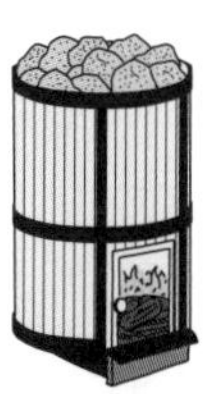

キウアスの熱で焼けた石の表面で水が蒸発し、その蒸気がサウナベンチに座る人の肌へと届くのです。

つまり、**ロウリュを発生させるうえで大事なのは、キウアスのパワーと、その上の石の量や熱伝導性**です。

1台のキウアスには、原則として同じ種類かつ同じ大きさの石を敷き詰めなければいけません。

そして、熱を石にしっかり伝えるためには、上部の見えるところだけに石をのせるのではなく、キウアスの内部にまでぎっしり敷き詰めます。

フィンランドには、サウナストーンにふさわしい石だけを切り出すための採石場が何箇所かあります。

石の状態や経年劣化は、ロウリュの質を左右します。良好な石ほど、よいロウリュを出すのです。

もし熱に耐えられないような不適切な石をサウナストーンとして使ってしまうと、キウアスはすぐに壊れてしまいます。また、**1年以上使い古した石からは、あまりいい蒸気が出なくなります**。

つまり、キウアスのメンテナンスやサウナストーンの交換を定期的に行なうことが、上質なサウナ体験につながります。

水 ロウリュ

フィンランド・サウナ体験において、「水」の存在も不可欠です。

まず何より、**「ロウリュ」を行なうには「水」が必要**です。

ぬるま湯程度の水をきれいな桶に溜めてサウナ室内に持ち込み、自分がロウリュを浴びたいときに柄杓でキウアスにかけます。

サウナから出る蒸気を意味する「ロウリュ（löyly）」は、**フィンランド・サウナと世界のほかの蒸気浴文化とを分かつ要素**です。

この単語は、はじめてフィンランド語の書き言葉を体系化した聖職者のミカエル・アグリコラが、1548年に記した新約聖書の中にすでに出てきます。

誰かにサウナ体験の良し悪しを尋ねるとき、よくフィンランド人は**「いいロウリュだった?」**という訊き方をします。

ロウリュによってサウナ室内の湿度が上がると、呼吸がしやすくなり、より居心地がよくなります。

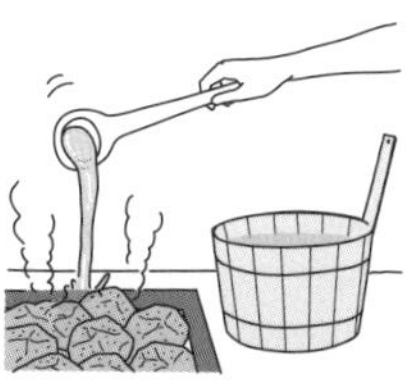

さらに、潤いとともに、サウナ室内の体感温度にも影響を与えます。**フィンランド・サウナでは、「心地よい」と感じるだけ、水をかけてロウリュを楽しんで大丈夫**です。

また、水は貴重な水分補給源でもあります。

そして、水辺での遊泳やアイススイミング、外気浴は、サウナ体験のリラックス効果をいっそう高めます。

波しぶきや川のせせらぎなど、水の流れる音は癒やしを与えてくれますし、サウナを出た先の湖畔から太陽が水平線に沈んでいく景色は、いつでも言葉にならない美しさです。

冬には、水は雪へと変容します。白い雪原、凍った湖、氷でつくったランタンに彩られた、サウナへとつづく道……。

雪玉をつくって、サウナの中で**「スノーロウリュ」**や**「スノースクラブ」**をするのもいいでしょう。とくに子どもはこれをサウナでやるのが大好きです。

木 サウナベンチ

「木」の木目は、サウナ室内において最も目を引く視覚的要素です。

サウナはリラックスするための場ですから、シンプルで平穏な佇まいがふさわしいでしょう。

そんなサウナ空間の大部分が木製のベンチや壁材で覆われていることからも、**木材の使用は、サウナの雰囲気づくりにおいて象徴的な役目を果たす**と言えます。

とくに「サウナベンチ」は、サウナ室内のインテリアとしても、最も目立つ要素のひとつです。

これがないと立ってサウナ浴をしなければいけないことを考えれば、**木でできたベンチもまた、サウナの重要な構成要素**であると言えます。

ベンチの配置はその空間に合わせて柔軟に設計するべきですが、伝統的には、キウアスがいずれかの壁に寄せてあり、それをベンチがＬ字型あるいはＵ字型に取り囲むように配置します。

また、座面の高さが的確かどうか、しっかり見極めましょう。

座ったときに足まで十分に温まるよう、ベンチの下段がストーブの石よりも高い位置にこないといけません。

サウナベンチの素材は、熱伝導率が低く、耐熱性があり、濡れや湿気にも十分耐えうるかどうかで選定します。

その条件からも、フィンランド・サウナのベンチと壁には、必然的に木材が選ばれます。

フィンランドでとくに人気の高い樹種は、トウヒ、アスペン、アルダーなどです。**木によって肌触りが変わりますし、サウナ室の香りにも影響**します。

火 薪ストーブやキャンドルの炎

生きた「火」は、特有の雰囲気をもたらす、サウナ体験に欠かせないエッセンスです。

炎は、たとえばキウアスやキャンドルなど、フィンランド・サウナを取り巻く環境で必ずといっていいほど目に入ってきます。

自分で薪を燃やしてサウナを温める作業から始まるサウナ体験は、かけがえのない時間です。

キウアスの中でゆらめく炎を見つめながら、急かされずゆっくりと薪焚きサウナを温めると、格別の雰囲気がもたらされ、より深いサウナの世界へといざなってくれるのです。

着火の際は、かまどに適した長さの、乾燥した薪だけを使うようにします。かまどの奥行きより約10～15センチほど短い薪が、理想の長さです。

最初は、乾燥したチップや樺と一緒に小さめの薪をかまどに入れ、あとから大きい薪を投入します。

うまく着火したら、継続的に薪を投入しつつ、炎の暖かさと明かりを楽しみましょう。

また、人工照明の代わりに、サウナの暗がりの中でキャンドルの火を灯して窓辺やベンチに置くと、炎のゆらぎによって、癒やしやリラックス効果が確実に高まります。

3つのエッセンス ②

高すぎない温度設定と、ラクに呼吸ができるための通気性

フィンランド・サウナの平均温度は60～80度ほどで、理想的なのは75～80度のサウナでじっくり身体を温めることです。

熱すぎるサウナは、ロウリュの刺激が強くなりすぎたり、空気が乾燥したりしてしまい、長い時間リラックスして楽しめなくなってしまいます。

体感温度をしっかり高めたいなら、部屋を熱くするのでなく石をしっかりと熱して、ロウリュをより頻繁に楽しめばいいのです。

また、サウナベンチの項目でも説明したとおり、ストーブの石の高さよりも上に、ベンチの下段の高さがくる設計も大事です。そうすれば、より天井に近いところで高温の熱気や蒸気を浴びることができるはずです。

それから、**フィンランド人はサウナの中での呼吸のしやすさ（つまり通気性や、室内の酸素量）をとても重視**します。

フィンランド・サウナの入り口扉は、必ず下が数センチ空いていて、そこから常に外の新鮮な空気を取り込めるようになっています。設計時の、吸気口と排気口の位置の検討も重要です。

もしサウナが熱くなりすぎたり、呼吸がしづらいと感じはじめたりしたら、**思い切って数分間サウナの扉と窓を全開にし、フレッシュな空気と入れ替えることも大事**です。

3つのエッセンス 3

サウナ浴の楽しみ方は十人十色。目安やルールを強要しない雰囲気づくり

フィンランドのサウナ施設に行くと、ルールや禁止事項を書いた看板や文字情報が驚くほど少ないと感じるのではないでしょうか。

それは、何度もお話ししているとおり、**サウナでは万人に強要するマニュアルが存在すべきではない**からです。

サウナの数だけ入り方があり、人の数だけ入り方があります。

サウナ施設では禁止事項だけでなく、**サウナ浴のウェルビーイングや健康効果についてのポジティブな情報なども、一緒に伝えていただきたい**と思います。

サウナは、**身をもって平等さを知る場**です。

平等さに基づくサウナ体験は、社会的な一体感を助長し、ただのサウナ体験を忘れられない体験へと押し上げてくれます。

だからこそ、**サウナの中ではマニュアルを持ち出さず、それぞれがちょうどよいと感**

じる時間や方法で、自発的にサウナ浴を楽しめばいいのです。

フィンランド・サウナ ミニ知識 6

数値に縛られたくないフィンランド人の要望で生まれた、温度を測らない温度計!?

通常、サウナの温度は、サウナ室内の熱を発するストーブとは反対側の壁の、ベンチ上段から1メートルほど上部に温度計を設置して管理します。

一方、サウナに入るフィンランド人は、ロウリュの良し悪しや温度の高低に対して自分だけの感じ方をもっています。

つまり本来、サウナ浴における「適温」というものはありません。

そこで、私が主宰するサウナ・フロム・フィンランド協会は、温度を摂氏で表示しない独自の温度計を開発しました。

温度計には「cool」「medium」「hot」という3つの指標だけが書かれています。

この画期的な温度計は、少しずつフィンランド国内でも普及しはじめています。

Cool（クール）：約40～60度

一般的にはこの温度環境でサウナ浴をすることはあまりないですが、サウナ初体験の人や子どもには適していると言えます。

サウナヨガやサウナストレッチも、約50度のサウナ室で行ないます。

Medium（ミディアム）：約60～80度

サウナ浴に最適な温度です。

辛さをまったく感じずに、ベンチに座っていられます。

ロウリュをすると湿度とともに体感温度も心地よく上がり、サウナを長く楽しみつづけることができます。

また、湿潤でマイルドなロウリュは、サウナの心身への健康効果も高めてくれます。

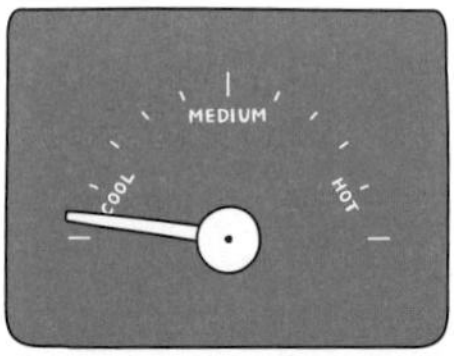

快適なサウナ体験のためには、身体の各部位でサウナ室の温度を均一に感じられることが大事です。

サウナ室内は、ベンチの上段と下段でどうしても温度差ができますが（天井に近いほうが高温になる）、設計次第である程度コントロールできます。

ベンチに腰掛けて、鼻とひざの高さで感じる温度差ができるだけ小さく、約10度の差内に収まっているのが理想でしょう。

足だけが冷たく感じる人は、あぐらをかくなどして両足とも座面と同じ高さに引き上げれば、より均一に温かさを感じられるはずです。

Hot（ホット）：約80〜100度

空気がかなり熱されて、乾燥しはじめます。

そうなると、呼吸がしづらくなり、サウナ浴が不快に思えてくるかもしれません。

熱いサウナのストーブに水をかけると、湿気が急激に熱を帯び、余計に快適さが失われたり酸素不足に陥ったりします。

この場合は、扉をしばらく開けてしっかり換気をし、良好な室内環境に戻しましょう。

これからどうなる?

ますます盛り上がるフィンランド・サウナ「最新の動向」

「フィンランド・サウナのサウナ浴」がユネスコ無形文化遺産に登録決定!

２０１８年６月初めにフィンランド国内において、**「フィンランドのサウナ浴の伝統」**が、国際連合教育科学文化機関（ユネスコ）が作成する「人類の無形文化遺産への代表一覧表」への、国内初の登録候補に選出されました。

この「サウナをユネスコへ」プロジェクトは、もともとフィンランド・サウナ協会が発足させ、国内のいくつものサウナ関連団体や主要人物、そして公共放送をはじめとするメディアが次々に協力し、勢いよく推し進められました。

プロジェクトの目的は、**フィンランド・サウナの伝統を大切にし、世界により広くアピールしていく**こと。

プロジェクトは、フィンランド文化の重要な一部であるサウナ浴の魅力を世界に発信し、観光客をこの不思議な伝統習慣に誘いかける、素晴らしいきっかけとなりました。

また、世界遺産への登録が実現すれば、今後はサウナの事業者だけでなく国家もこの伝統文化の保護に責任をもつことになるので、その意義は計り知れません。

ユネスコに正式提出された本案は、２０２０年12月17日にパリで開催された世界遺産委員会の審議会で無事に承認を受け、**フィンランド史上初の「無形文化遺産」への登録**が正式決定しました。

奇しくもこの登録が決まったのは、世界が新型コロナウイルス感染症による未曾有のパンデミックによって不安と混乱に陥っていた最中でした。

その影響は、まさにフィンランドのサウナカルチャー、とりわけ「社交の場」としてのサウナ浴の伝統にも大きな影を落としていました。

せっかく文化再興の兆しを見せていた公衆サウナには、感染を恐れて誰も足を運ばなくなり、多くの店舗が一時閉業に追いやられていたのです。

そのような悲観的なムードが漂うフィンランドのサウナ業界において、この無形文化遺産登録のニュースが大きな希望と喜びをもたらしたことは、言うまでもありません。

✓ パンデミックや戦争の時代を、サウナはどう乗り越えていけるか

この数年、世界は未曾有の危機やできごとに向き合うこととなりました。

新型コロナウイルス感染症の世界的流行という特殊事態は、**公衆サウナなどの営業施設を一時的に閉鎖に追いやりましたが、一方でサウナやスパ市場に例外的な特需をもたらしました。**

人びとが、**自分の健康への投資に関心を強め、「もっとサウナに入ろう」と考えるようになった**のです。

日本でも「ソロサウナ」という形態が急増したように、自宅サウナなどのプライベートサウナで、個人あるいは家族やパートナー、親しい友人だけでサウナに入ることを望む人が増えました。

ロシアによるウクライナ侵攻もまた、サウナ業界に深刻な混乱をもたらしています。とりわけ、その影響は中欧、とくにドイツやその近隣諸国で顕著だと言えます。戦争が招いた**欧州のエネルギー危機やガス・電気料金の高騰は、電気サウナストーブの売上にも大きく響きました。**

フィンランド政府や自治体は、**節電対策の一環として、市民プールやホテルの共同サウナ、そして自宅サウナの使用の自粛や出力温度の低下を強く呼びかけました。**

また、大変残念ながら、首都ヘルシンキで2番目に古い歴史をもっていた**老舗の公衆サウナが、ガス代高騰に耐えきれず閉業を余儀なくされました。**

このように、電気やガスを熱源とするストーブのメーカーやサウナ施設にとっては苦しい状況が続いていますが、一方で、昨今は薪サウナストーブの需要がかつてないほど伸びて、フィンランドや北欧諸国のストーブメーカーの売上拡大に貢献しています。

このことは、**厳しい経済情勢下でもなお人びとがサウナのある暮らしを重視し、**そのために**積極的に代替エネルギーを選択しようとする姿勢のあらわれ**だといえるでしょう。

こんなところにもサウナが!? まだまだある! さまざまなスタイルのフィンランド・サウナ

最後に、ちょっと変わったスタイルのフィンランド・サウナを紹介します。

近年は、日本でも入浴施設以外の場所にサウナをつくる人が増えていると聞きますが、フィンランド人が、いかに生活空間のあらゆる場所にサウナをつくりたがる民族か、これを読めばおわかりになることでしょう。

自宅サウナ・ガーデンサウナ

１９７０年代以降に建てられた、およそすべての住宅建築にサウナがあります。集合住宅やテラスハウスでも、電気ストーブが設置されたコンパクトなサウナが世帯ごとについているか、住民同士でシェアするいわゆる共同サウナが設けてあり、おのおの時間を予約して利用します。

一戸建ての住宅にはほぼ例外なくマイ・サウナがあり、**母屋なら電気サウナを、庭なら薪焚きのサウナ別棟（ガーデンサウナ）を設置する**のがトレンドです。

ガーデンサウナは、たとえば自分のコテージをもたない家族の間で、近年かなり一般的になりつつあります。

ガーデンサウナは、サウナパーティーや親戚の集まりなど、大人数でサウナを楽しむのにも向いています。

薪ストーブが一般的ですが、設置場所については考慮が必要です。薪をくべる際に煙で誰にも迷惑がかからないよう、公的機関あるいは近隣住民から許可を得るようにしましょう。

ガーデンサウナには、さまざまなサイズや建材があり、デザインも常に改良されてきています。

いつでも別の場所に持ち運べるよう、日本でも流行のきざしを見せている**テントサウナやトレーラータイプのサウナなど、モバイルサウナ**で代用するという選択肢もあります。

コテージサウナ

フィンランド人は、コテージ生活をこよなく愛しています。コテージは概して湖沼のほとりに、あるいは少なくとも自然に囲まれた場所にあります。**フィンランド全体で、コテージの数は50万以上を数える**と言われます。

そして、フィンランド人のコテージライフに、サウナ浴は欠かせません。サウナを温める時間も、コテージでの暮らしの大事な一部分です。

忙《せわ》しない日常のカウンターバランスとしてのコテージ生活は、とにかくリラックスすることに尽きます。フィンランド人の本心では、その充足感は海外旅行をも凌駕するのです。

スモークサウナ

スモークサウナ（フィンランド語で「サブサウナ（savusauna）」）は、フィンランド人の古い伝統文化のひとつです。

スモークサウナには煙突がなく、ストーブを温める際にいったん煙がサウナ室内に充満しますが、徐々に通気口から逃します。

何時間も薪を焼《く》べつづけ、サウナの石が十分に温まって火が消えたら、プレ・ロウリュ（フィンランド語で「ハカロウリュ（häkälöyly）」）を行ないます。

これによって、石の表面に付着している有害な煤や微粒子を空気中へと剝がし、有害な煙を完全に追い出して換気をすることができるのです。

それが終われば、サウナは準備完了。

スモークサウナのロウリュは、驚くほどやわらかいです。ストーブの蓄熱性も素晴らしく、追い焚きをせずとも何時間でもロウリュが可能になります。多くのフィンランド人が、サブサウナのサウナ浴が最高だと感じています。

スモークサウナは、いまでは珍しくなりましたが、地方の観光地などで、貸し切りサウナとして体験することができます。

ところで、**1万年以上前から存在したと推定される「地中サウナ」は、最古のスモークサウナ**と呼べるものです。

地中サウナは、地面に穴を掘り、その中心にファイヤープレイスを設けただけの非常にシンプルなつくりです。頭上には、若木の幹がかけられました。

やがてサウナには、床や、木造の前壁や、扉がつくられるようになります。

ストーブは戸口に設けられ、ベンチは木の幹で、屋根は丸太や木の枝、ピート（泥炭）

などでできていました。

現在までサウナの一形態として残る「スモークサウナ」は、そこから生まれ、発展したものだったのです。

✓ 公衆サウナ

公衆サウナとは、入浴料を払えば誰でも利用できるサウナ施設のことです。

フィンランドでは、都市部を中心に１８００年代には公衆サウナがすでに存在していました。

公衆サウナは、社交の場であり、日常の中で気軽に立ち寄ることのできる都会型サウナ浴の場にほかなりません。外国人にとっては、公衆サウナはフィンランド文化やフィンランド人と触れ合うことができる貴重な場でもあります。

老舗の公衆サウナは独特のレトロな雰囲気をもっていて、そこでの体験は非常に特別なものです。フィンランドの都市部では、さまざまな年代、規模そして価格帯の公衆サウナに出合えるでしょう。

公衆サウナでは、ふつうは男女で分かれて裸で入浴します。混浴のサウナでは、水着やタオルなどを着用するのが一般的ですが、着衣を任意としている混浴サウナも少なからずあります。

それぞれのサウナに、それぞれのやり方がありますが、どこのサウナにも絶対的なルールはありません。

アーバンサウナ

フィンランドの市営のスイミングプールには、必ずサウナがついています。

市営スイミングプールの建設は、国の方針で国民の水泳能力を向上させようという動きのあった１９６０年代に、さかんになりました。現在、フィンランドには約２２０のスイミングプールと、50以上の非公営スパ施設があります。

また、サウナは**国内のホテルにもほとんど例外なくついています。**

フィンランドのホテルのサウナは、宿泊客用あるいはグループ用に開放されています。一般入浴時間には誰でも使うことができ、それとは別にサウナを貸し切り利用（有料）できるサービスもよくあります。

さらに、時間あたりの価格が決まっていて、**会社のグループやプライベート仲間で貸**

し切るためのサウナルームも、都会や観光地には結構あります。
ユニークな例では、観覧車のゴンドラや飲食店内、移動用のバスや船の中にもサウナが収まっています。

✓ アイスサウナ

冬季限定の**アイスサウナは、雪や氷でつくられ、サウナベンチだけが木でできています**。

雪でできた壁は当然冷たいですが、ストーブから出る湿潤な蒸気によって十分温度も上がります。１回あたり約10～15分のストーブ利用で温度管理をすれば、外気が氷点下である限り、壁が溶ける心配はほとんどありません。

アイスサウナでは、不思議と**肌の潤いが何日も保たれるという、とてもユニークな体験**ができます。

サウナブームの新たなトレンド！本場から学ぶ、最高のリフレッシュアイテム「ヴィヒタ」の効果&楽しみ方を教えます！

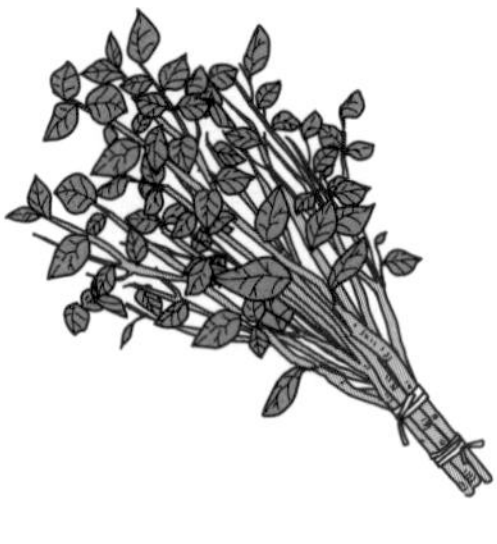

「ヴィヒタ（Vihta）」とは、フィンランド・サウナでよく使用される、ウィスキング用の葉束のこと。

いろいろな植物でつくることができますが、一般的にフィンランド人が使用するのは、フィンランドの国樹であり、全土に生えている**コイブ（白樺）の枝葉を束ねたもの**です。

夏は摘みたてのフレッシュな葉を束ねて使いますが、葉が落葉してしまう冬場は、夏の間に乾燥あるいは冷凍させておいた葉束を、お湯で戻して使います。

フィンランドのスーパーに行けば、冷凍ヴィヒタはピザなど冷凍食品売り場で、乾燥ヴィヒタは日用品売り場で見つかるでしょう。

サウナを本格的に楽しむ人の多くが、**「ヴィヒタが、サウナ時間をより素敵なものにしてくれる」**と考えています。白樺の香りは、もはやフィンランド・サウナ体験の一部なのです。

白樺ヴィヒタの健康効果と使い方

ヴィヒタで体を叩くことによって、血行や肌の代謝がよくなります。

さらに、白樺の葉に含まれるエッセンシャルオイルには、スキンケアの効能があると言われています。

バルト諸国などでは、ウィスキングは施設のサービスの一環として、プロの施術師が客に有料で行なうのが一般的です。

一方、フィンランドでは主にセルフケアのために利用します。

肌が少し温まってきたころに、自分自身で、あるいはサウナに一緒に入っている友人に頼んで、ヴィヒタで全身の肌を軽く刺激します。

途中で葉をサウナ室の天井付近で振ったり、葉をストーブ近くにかざしながらロウリュをして、葉に熱々の蒸気を含ませてから胸や背中、顔などに押し当てると、肌にじんわりと熱と香りが浸透し、とても心地よい気分を味わえます。

ヴィヒタは一度つくると、2～3回は繰り返し使えます。

使用前や使用中のヴィヒタは、葉が乾燥しないよう水を張ったバケツで保管しましょう。

ヴィヒタは、使用者のアレルギー反応にさえ配慮すれば、オーク、ハンノキ、ナナカマド、ヤナギ、セイヨウネズ、トウヒ、松など、白樺以外の樹種の枝葉でもつくることができます。

もし、白樺に限らずヴィヒタ向きの枝葉が手に入るのであれば、ぜひ自作して自宅のサウナやお風呂などで試してみてください。

樹葉が肌に触れる刺激や天然のアロマの爽快感で、最高にリフレッシュした気分が味わえますよ！

ヴィヒタを自作してみよう！

ここでは、本場フィンランドでのヴィヒタのつくり方をお伝えしましょう。

ヴィヒタづくりのベストシーズンは、白樺の葉が十分に育ち切ったときです。

まずは自分の足で、枝葉集めをすることからはじまります。

腐ったり虫に食われたりしていない、青々としてしっかり育った白樺の葉を集めます[*]。

日本では、ヴィヒタづくりに最適な材料を手に入れることは難しいのですが、通販サイトや生花店などで手に入ることもありますので、ぜひ試してみてください。

＊　フィンランドでは、土地の所有者に損害を与えることなく植物や動物に敬意を払って行動する限り、すべての人にあらゆる土地への立ち入りや自然環境の享受を認めるという「自然享受権」が個人に与えられている。

本場フィンランドのヴィヒタのつくり方

❶よく切れる小刀とかごをもって枝葉を集めに出かけます。

❷50〜55センチくらいの白樺の枝を適量、集めます。
ひとつのヴィヒタをつくるのには「約50センチの枝を約40本」が目安となりますが、必要本数はお好みで。

❸枝葉を束にするためには、縄代わりになる、細長くてよくしなる枝も必要になります。正統派のヴィヒタにするなら、白樺の枝を曲げて使います。1メートルくらいある枝を見つけられたら、縄用にキープしておきましょう。

❹枝葉が準備できたら、いよいよ、ヴィヒタを束ねましょう。
白樺の枝葉を、扇状になるように手でまとめていきます。
葉の表面が外向きになるようにすると、ヴィヒタを使ったときに葉が肌を傷つけません。だいたい半分くらいの枝葉が同じ方向にまとまったらひっくり返して、反対側も同じようにつくっていきます。手で握る部分の余計な葉っぱや枝は取り除きましょう。

❺束が十分なサイズになったら、細い枝などで縛りましょう。

とがった先端を持ち手の部分に巻き付けていき、それをさらに枝で縫い付けるように巻いていきます。枝に残っている葉はそのまま見えるように残し、枝の方向に曲げて折り込みます。

何周か枝を巻き付けたら、先がほどけないように結んできつく締めます。これと同じ作業をもう一度して、ダブルの縄できつく束ねて結びます。

❻ヴィヒタが束ねられたら、枝の先端を切りそろえます。

使用時に手で快適に握れるよう、持ち手のあたりの枝の出っ張りは、小刀で削ぎ落としておきます。

ヴィヒタの保管方法

ヴィヒタが完成したら、さっそくサウナ浴を始めましょう！

ヴィヒタ用に冷たい水を張ったバケツをサウナベンチの近くに置いておき、使わないときはいつもこの冷水に浸しておきます。

ヴィヒタは涼しく乾燥した日陰で保管しましょう。

サウナ浴のあとは、水気をよく切り、葉を下にして持ち手部分を固定して吊り下げておきます。ヴィヒタは、2～3回繰り返し使えます。

◎乾燥ヴィヒタ

年中いつでもフレッシュなヴィヒタが使えるわけではありません。

そこでフィンランドでは、網状の袋またはビニール袋に梱包された、いわゆる「乾燥ヴィヒタ」も出回っています。

乾燥ヴィヒタは、使う前に葉を水分で生き返らせておく必要があります。その準備は、前夜から始めておくほうがいいでしょう。

夜の間に、ヴィヒタ内部のエッセンシャルオイルの効能が高まり、使い心地がよくなるのです。

〈乾燥ヴィヒタの使い方〉

乾燥ヴィヒタの袋を開封し、中に冷たい水を注ぎます。

水を行き渡らせてヴィヒタ全体が湿ったら、一度水を捨てます。

ヴィヒタは、入っていた袋の片側がしっかり封をされているならそのまま同じ袋に、あるいは自分で用意した別の袋の中に閉じ込めて、葉が湿った状態をキープしておきます。翌日サウナに入るときに、ヴィヒタを取り出します。

こうすれば、フレッシュなヴィヒタと同様に葉が水分を取り戻しているはずです。

サウナベンチに水を張った容器を用意し、あとは自由にヴィヒタの刺激を楽しみましょう。

乾燥ヴィヒタも何度か繰り返して使えるので、使わない間は日陰に吊るして保管します。

◎オーク・ヴィヒタ

オーク（樫）のヴィヒタは、疲れた心身を落ち着かせてくれます。

古くから、オークのエッセンシャルオイルは血圧を下げて心を穏やかにすると伝えられてきました。また、オークはひどい炎症を抑える効果があるとも言われています。日本では、北海道や飛騨産のジャパニーズオーク（ミズナラ）などが、通販などで比較的手に入りやすいでしょう。

◎ユーカリ・ヴィヒタ

リフレッシュ効果の強い香りをもったユーカリ。

ユーカリの香りは、私たちの思考をクリアにし、心を平穏にしてくれるだけでなく、空気清浄効果ももっています。

フィンランド国内にユーカリは自生していませんが、近年は世界的にユーカリのヴィヒタが流通するようになり、フィンランドでもしばしば使われます。

ユーカリには、筋肉の緊張がほぐれるのを助長して傷や痛みを緩和するなど、たくさんのメリットがあります。

温かい蒸気で湿らせたヴィヒタを顔に近づけて深く呼吸をし、ユーカリのアロマを楽しむ方法もあります。もやもやした気分がすっきりと和らぎますよ。

おわりに

フィンランド・サウナの伝統を継承しながら、世界中で進化しつづけるサウナ文化

本書は、たくさんの知識や新しい考え方、インスピレーションをあなたに与えてくれたでしょうか？

そして、**今後より多くの人が**、**いままで以上にサウナのドアを開く**ことを願ってやみません。すでによくご存じのように、サウナは間違いなく誰にとっても**「健康やウェルビーイングの源」**なのですから。

誰もが思いのままに過ごすことができる「あらゆる新たな発想のために開かれた場所」

幸せなことに、フィンランド・サウナは多様で寛容で、自分らしくいるのに申し分ない空間です。

そこは、あなたが**「思いのままに利用すべき場」**であり、支配を受ける場ではありません。サウナでは、自由にリラックスし、自分を見つめ、エネルギーチャージをすればいいのです。

そしてサウナは、**あらゆる「新たな発想」のために開かれた場所**です。

私たちはみんな異なる人間ですから、「このサウナの入り方が正しい」とか「間違っている」といった議論は不毛でしょう。

サウナに入る人が100万人いれば、100万人のサウナの専門家がいることと同じなのです。世界中でサウナ文化が成熟していけるよう、**異なる考えにも耳を澄まして受け入れよう**ではありませんか。

✓ フィンランド人の遺伝子に組み込まれたサウナには「普遍性」がある

ただ、あえて言わせていただきたいのは、サウナのスペシャリスト国に暮らす私たちフィンランド人の体験や実績には**「普遍性」**があるということです。

豊かなサウナ文化をもつフィンランド人は、世界で最もサウナへの造詣が深い国民です。この国には何百年も培ってきたサウナ建造技術もあります。**私たちのDNAに組み込まれたサウナ浴の伝統文化や技巧は、しっかりと受け継がれていく**のです。

「サウナフルネス」は、サウナの発展と本質の継承の両立を目指しています。

つまり、**「モダンなサウナ浴と伝統的なサウナ浴の融合」**です。

フィンランド・サウナは新しい手法を受け入れつつも、たとえば民間療法の歴史を通して、**サウナの伝統を探求することも忘れていない**のです。

フィンランド・サウナは長い年月をかけて進化してきましたが、それでも本場でありつづけています。

まさにそのような、**本物として信頼されるサウナをこれからも守り、北国から世界へと発信していきたい**のです。

コロナ禍でサウナに癒やされ、新たな視点で自分と日常を見直した時期

この本の執筆作業は、何よりもまず、**混沌の中から素敵で新しいものが生まれることを、そして人それぞれのストーリーが誰かの興味を引きうることを、自分自身に証明する作業**でした。

２０２０年から２０２１年にかけては、シュールな年として間違いなくすべての人の記憶に残ることでしょう。

本書の執筆時期は、まさに新型コロナウイルスによるパンデミックの最中で、世界が非常事態に陥っていました。

この例外的な期間は、**私たちにいったん立ち止まり、自分自身の心と身体をどのようにケアしていくべきか、考えさせてくれる時期であった**と思います。

暮らしを制限されたとき、誰もがそれぞれの立場から、日常を新たな視点で見直すことを余儀なくされます。

何が自分を元気づけてくれるのか、どうやって立ち直ればいいのか、自分自身がいい人生を送るためのレシピは何なのか……。

私自身はサウナに入ることがほぼ日課となり、年間３００回ほどサウナストーブを温めていました。文字どおり、汗だくになってこの本と向き合いました。

日常が絶え間ない変化に巻き込まれながらも、本書の執筆を続けることは挑戦的ではありましたが、同時にとても癒やされ、エネルギーを与えてもらいました。

どんなに困難なときでも、サウナは私の「避難所」なのです。

本書で新たなサウナ体験に目を向けてもらいたい

本書では、サウナフルネス・トレーニングとして、**私個人がサウナの中で実践している実例や、時間や場所を選ばずサウナ浴を始められる方法を紹介したい**と考えました。

私のサウナフルネスのひとときは、**ゆったりとしたサウナ浴、何事も受け入れる雰囲気、時間感覚の消失**から生まれます。

多忙の中で自分の時間がほしいときには、ほかでもないサウナが、忙しい日常から解放されるのに必要なバランス感覚を、あなたに与えてくれることでしょう。

みなさんが、**この本から自分に合った情報やインスピレーションを得て、本に書かれたトレーニングをオープンマインドで実践**してくれることを、心から願っています。

混沌とした思考も脳の中に居場所を見つけ、心が落ち着き、身体が渇望している安らぎを手に入れる場所、それが「サウナ」なのです。

日本版出版にあたって

私は、**日本にもフィンランドのサウナ文化に興味をもってくれるサウナファンがたくさんいる**こと、そして日本の出版社、東洋経済新報社がこのテーマの翻訳本プロジェクトに踏み切ってくださったことを、本当にうれしく思っています。

この本を見つけてくれた担当編集者の中里有吾さん、田中順子さん、どうもありがとうございました。

とりわけ、この本の翻訳・編集者として長らく力を注いでくれたこばやし あやなさんには、心から感謝しています。

あやなさんとは、サウナ業界を介して以前から知り合いでしたが、彼女はこれまでも、フィンランドのサウナ文化を日本に広めるために誰よりも尽力しつづけてきた人です。

今回もあやなさんは、日本人の関心や文化背景に合わせて私の著書の内容を精査し、わかりやすく翻訳してくれました。

彼女のもつサウナ知識は、本当に素晴らしく信頼できるので、この本もきっと日本の読者にとって興味深い1冊に仕上がっていると確信しています。

また、この本の医学や健康に関する部分においては、尊敬している医師のヤリ・ラウッカネン教授が監修を引き受けてくださったことを、大変光栄に思っています。**彼は間違いなく世界のサウナ医学研究の第一人者であり、いまも業界を牽引する素晴らしい人物**です。

サウナ浴については健康科学の分野でも研究が進み、人びとのウェルビーイングに数々の効能をもたらすことが証明されつつあります。

つまりは、**「サウナは長生きの秘訣のひとつである」**ことを強調してくださいました。

そして、サウナというテーマの国際的な可能性を信じ、版権を日本や各国に売り込んでくれた文芸エージェントのエリナ・アハルベックさんや、日本の共同エージェントである株式会社日本ユニ・エージェンシーの境めぐみさんも、本当にありがとうございました。

日本のサウナファンへのメッセージ

最後に、私の本を最後まで読んでくださったすべての日本の読者のみなさんに、心から感謝します。

この本を読んで、**フィンランド・サウナやその入浴法は、みなさんが慣れ親しんだものとはまた一味違う**ということを感じていただけたのではないでしょうか。

フィンランド・サウナやサウナフルネスの考え方が、自分を取り巻く世界のことを束の間忘れて、心からリラックスできる休息時間をみなさんに与えてくれることを、心から願っています。

さあ、**今日もサウナを楽しみ、もっと素敵な自分に生まれ変わりましょう。**

どうぞ、よいサウナタイムを！

カリタ・ハルユ

謝辞

この本は、私ひとりでつくることはできませんでした。多くの大切な人たち、そして世界中のサウナ友達のおかげで、この本ができ上がったのです。

自分のサウナ旅を通じて、専門的な知識や経験に富み、わくわくさせてくれる人たちと出会えたことをありがたく思っています。彼らは、広い心でこの書籍プロジェクトに協力してくださり、時間と専門知識を惜しみなく提供してくれました。

次のみなさんに、等しく感謝の意を表します。

マーリア・アレンさん、ヤーナ・ハンヌラさん、タニャ・ハリライネンさん、リーッタ・コスキヴィルタさん、レーナ・ラルヴァさん、スサンナ・ペルキさん、テルヒ・ペソネンさん、ユハ・トゥーランニエミさん、ティーナ・ヴァイニオさん、エーロ・ヴァンッティネンさん、ピーヤ・アイヤネンさん。

共にまだこれからも続く物語の途中にいる、Sauna from Finland のネットワークに加盟するすべての企業にも、感謝しています。

私たちがひとつになれば、大きな力となります。

サウナテーマ本の可能性を信じて版権を国際的に販売してくれた、文芸エージェントのエリナ・アハルベックさんにも、感謝しています。エリナ・アハルベック・文芸エージェンシーとともに仕事ができ、フィンランドのことをこのように世界に発信できたことを、私は誇りに思います。

とびきりの感謝の意は、愛すべきユハとヨエルへ。家族の応援なしには本は完成しませんでした。

２人のおかげで、私は何週間もの間、週末や、平日・祝日の夜にも落ち着いて仕事ができましたし、無意識にサウナフルネスの世界に没入できた気がします。彼らは、私が最も必要としているときに、たくさんのサポートと愛情をくれました。

理解を示し、子守を手伝ってくれた私の両親にも感謝しています。

素敵な私の友人たちの友情とサポートにも大きな感謝を。

訳者あとがき

「サウナは、ただあなたの好きなように入ればいい」

空前の「サウナブーム」が日本中を席巻するようになってから、もう4～5年はたったでしょうか。

かつては、日本で「サウナ」といえば、都会の働くおじさんたちが夜間に疲れを癒やしに集う場のイメージが強かったものです。

それがいまでは、自分がサウナー（サウナ愛好家）であることを公言し、話題の施設やサウナ関連イベントの巡礼に余白時間を費やす人が、世代や性別を問わず増えつづける一方なのですから、本当に驚きです。

この本を手にとったということは、あなた自身もすでにそのひとりなのかもしれませんね。

「空前のサウナブーム」が成熟したいまだからこそ必要な、本書のメッセージ

じつはこの訳書は、本当はもう数年早く出版される予定でした。

それはちょうど、日本でサウナのブームが顕在化しはじめ、トレンドに敏感な人たちが究極の**〈ととのい〉**を求めて、サウナ浴の黄金マニュアルを真剣に議論していたころのことです。

この本の翻訳のお話を持ちかけてくださったサウナ好きの編集者さんも、「サウナ・水風呂・外気浴にはそれぞれ何分費やすべきなのか?」といった具体的な指南が、この本にまったく書かれていないことを、当時は不安視していました（笑）。

ともあれ、**日本のサウナブームがずっと成熟・多様化したいま、このタイミングでの出版となって、結果的にとてもよかったのではないか**と私は思っています。

というのも近頃は、しばらくサウナに入りつづけている日本の知人たちからも、

「〈ととのい〉を追い求める入浴法に疲れてしまった」

「本当は水風呂なんてなくても十分気持ちいいと思っているのは、私だけなんだろう

か？」

といった、**既存の常識やマニュアルに寄り添うことへの疲弊を憂える本音が、とても多く聞かれるようになった**のです。

この本を読み終えて、**「具体的なメソッドや目安数値や温度の指南が、何も載ってないじゃないか」**とがっかりしている人も、ひょっとしたらいるかもしれません。

けれど一方で、この本で一貫して説かれつづける**「サウナはただあなたの好きなように入ればいい」**というシンプルなメッセージに救われる人も、いまなら少なくないのではないでしょうか。

フィンランド・サウナは「白米」のようなもの

私はいまから約12年前、留学を機にフィンランドに移住し、現地大学院でフィンランドの公衆サウナに関する研究論文を執筆しました。

その縁から、フィンランドや日本だけでなく、世界各国のサウナや公衆浴場の文化にも強く関心を抱きつづけています。この数年は、ほんの数日でも余暇さえあれば、まだ見ぬサウナを求めて国外に飛び出す生活を繰り返しています。

そしていろんな国のいろんなユニークなサウナに驚かされ、心を躍らされ、大いに癒やされてから帰国の途について、自宅のフィンランド・サウナに入るとき、最近はいつも同じ感想をもつようになりました。

世界中の趣向を凝らしたサウナの一つひとつが「ご馳走」だとすれば、**フィンランド・サウナはさながら、水と米と炊き方だけで本質を極める「白米」**だな、と。

これといったルールもエンタメ性も華やかさもない。けれど、**そこにはたしかにつくり手のこだわりがあり、伝統があり、何より「人の心身を元気づける滋養」がある。**

それはまさに、日本人が海外旅行から帰ってきてわが家で白米を口にしたときの、**心からほっとできるあの安堵感、蘇生感、幸福感そのもの**だと思うのです。

この本を読んだ、すべてのサウナ好きの（あるいはこれからサウナにチャレンジしようとしている）みなさんが、**もっと自分の感覚に正直になって、ロウリュを白米のように味わいながら、サウナを健やかで幸せな人生の糧**にしていけますように。

２０２３年４月

こばやしあやな

【著者紹介】

カリタ・ハルユ（Carita Harju）

1972年生まれ、フィンランド・ムーラメ市在住。Sauna from Finland ry.（サウナ・フロム・フィンランド協会）代表。

健康やウェルネス、観光面における、フィンランド・サウナ体験のブランディングやマーケティング拡大に可能性を感じ、2010年に「サウナ・フロム・フィンランド協会」を設立。世界中にフィンランド・サウナの伝統や独自性に基づくサウナ体験を広めることを協会の目標に掲げ、国内外200以上のサウナ関連企業や事業者とのネットワークを率いる。また、国内外300以上のサウナ体験や評価視察に携わり、国外の著名人のフィンランド訪問時には一緒にサウナに入って手ほどきをするなど、フィンランド・サウナの国際的なアンバサダー、著述家として広く活躍している。

2016年に初の著書『Sauna—aito suomalainen elämys（サウナ——本物のフィンランド体験）』（キルヤカーリ社、未邦訳）をフィンランド語、英語、中国語で出版。本書は2021年出版の『Hyvää oloa saunomalla, Saunafulness（サウナで心地よさを——サウナフルネス）』（ヴィーサス・エラマ社）をもとに、日本オリジナル版として加筆、編集された。

自宅にはサウナを2室所有し、家族とほぼ毎日サウナ浴を楽しんでいる。


【訳者紹介】

こばやし あやな

サウナ文化研究家、フィンランド在住コーディネーター、翻訳家。

1984年岡山県生まれ、大阪・神戸育ち。

大阪大学大学院に在学中、フィンランド・ヘルシンキ工科大学（現アールト大学）建築学科に留学し、帰国後にフィンランド語の独学を始める。

東京で雑誌編集者として働いたのち、2011年フィンランドに移住しユヴァスキュラ大学大学院人文学研究科で芸術教育学を学ぶ。同時期に「Suomiのおかん」の屋号を掲げ、在住コーディネーター、ライター、通訳翻訳家としての活動を開始。

「フィンランド公衆サウナの歴史と意義」というテーマで執筆した修士論文が学内最優秀論文に選ばれ、2016年に同大学院修士課程を首席で修了。

卒業後に起業しコーディネート業務を続けるかたわら、サウナ文化のエキスパートとして、日フィン両国のメディア出演や講演活動、諸外国の浴場文化のフィールドワークを行なっている。

2019年に『公衆サウナの国フィンランド——街と人をあたためる、古くて新しいサードプレイス』、2021年に『クリエイティブサウナの国ニッポン』（ともに学芸出版社）を出版。


【医学監修者紹介】

ヤリ・ラウッカネン（Jari Laukkanen）

循環器専門医、東フィンランド大学医学部内科学教授。

1998年に医師免許を取得し、2006年クオピオ大学（現東フィンランド大学）で博士号取得。

2007年以降、循環器専門医として中部フィンランド中央病院などに勤務するかたわら、研究医としても実績を重ね、ユヴァスキュラ大学、東フィンランド大学で循環器研究科の教授を務める。2015年以降、定期的なサウナ浴が血圧の低下や心血管疾患のリスク軽減につながることを裏付ける研究論文を次々に発表し、世界的に注目を集める。

「最新医学エビデンス」と「最高の入浴法」がいっきにわかる！
究極の「サウナフルネス」世界最高の教科書

2023年6月13日発行

著　者———カリタ・ハルユ
訳　者———こばやし あやな
医学監修者——ヤリ・ラウッカネン
発行者———田北浩章
発行所———東洋経済新報社
〒103-8345　東京都中央区日本橋本石町 1-2-1
電話＝東洋経済コールセンター　03(6386)1040
https://toyokeizai.net/

装　丁…………井上新八
イラスト…………二階堂ちはる
ＤＴＰ…………アイランドコレクション
編集アシスト……新井円
印　刷…………ベクトル印刷
製　本…………ナショナル製本
校　正…………加藤義廣／佐藤真由美
編集担当………中里有吾／田中順子
Printed in Japan　　ISBN 978-4-492-04722-4